amor-próprio
na prática

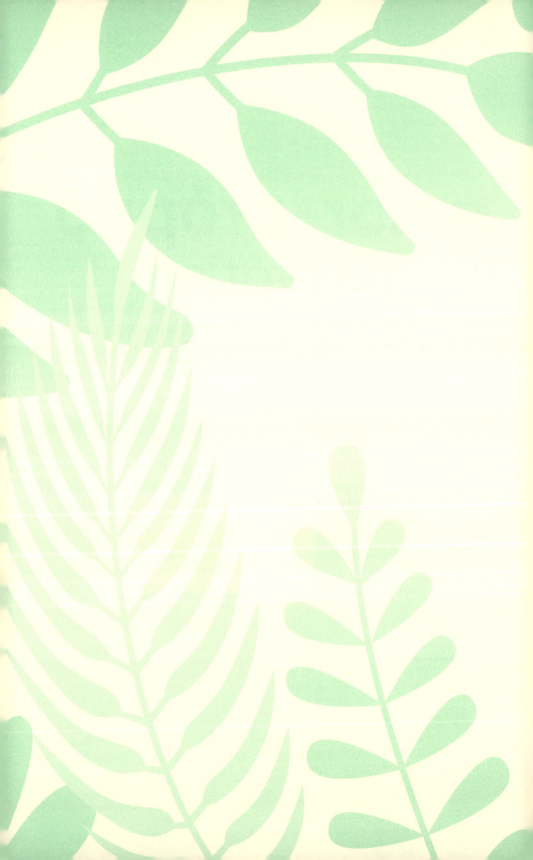

amor-próprio
na prática

COMO DESPERTAR E CULTIVAR
a autocompaixão no trabalho,
nos relacionamentos
e na vida cotidiana

Zoë Crook

TRADUÇÃO
Luciane Gomide

LATITUDE°

TÍTULO ORIGINAL *Self-love in action: practical ways to bring self-compassion into work, relationships & everyday life*

© 2022 Zöe Crook

Publicado nos Estados Unidos pela Zeitgeist, uma marca da Zeitgeist™, uma divisão da Penguin Random House LLC, Nova York.

www.penguinrandomhouse.com

Zeitgeist™ é uma marca comercial da Penguin Random House LLC

© 2023 VR Editora S.A.

Latitude é o selo de aperfeiçoamento pessoal da VR Editora

DIREÇÃO EDITORIAL Marco Garcia
EDIÇÃO Marcia Alves
PREPARAÇÃO Maria Isabel Ferrazoli
REVISÃO Juliana Bormio
ILUSTRAÇÕES DE CAPA E MIOLO © by venimo/Shutterstock.com
DESIGN Erin Yeung e Katy Brown
DIAGRAMAÇÃO Pamella Destefi

Dados Internacionais de Catalogação na Publicação (CIP)
(Câmara Brasileira do Livro, SP, Brasil)

Crook, Zoë
Amor-próprio na prática: como despertar e cultivar a autocompaixão no trabalho, nos relacionamentos e na vida cotidiana / Zoë Crook; [tradução Luciane Gomide]. – 1. ed. – Cotia, SP: Latitude, 2023.

Título original: Self-Love in Action
ISBN 978-65-89275-35-0

1. Autoestima 2. Autoaceitação 3. Autorrealização I. Título.

23-142168   CDD-158.1

Índices para catálogo sistemático:
1. Autoestima: Psicologia aplicada   158.1
Aline Graziele Benitez - Bibliotecária - CRB-1/3129

Todos os direitos desta edição reservados à
VR EDITORA S.A.
Via das Magnólias, 327 – Sala 01 | Jardim Colibri
CEP 06713-270 | Cotia | SP
Tel. | Fax: (+55 11) 4702-9148
vreditoras.com.br | editoras@vreditoras.com.br

Para meus clientes
– do passado,
do presente
e do futuro

Sumário

Introdução 9

PARTE I
Entendendo o amor-próprio

CAPÍTULO 1
O verdadeiro significado de amor-próprio 17

CAPÍTULO 2
Práticas fundamentais 29

PARTE II
Seu mundo interior

CAPÍTULO 3
Conversa interna 47

CAPÍTULO 4
O eu como um todo 65

CAPÍTULO 5
Amor ao corpo 83

CAPÍTULO 6
Cuidando de quem você será no futuro 95

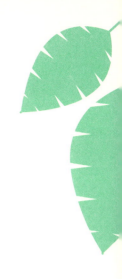

PARTE III
O mundo lá fora

CAPÍTULO 7
Família 107

CAPÍTULO 10
Trabalho 153

CAPÍTULO 8
Amigos 127

CAPÍTULO 11
Comunidade 163

CAPÍTULO 9
Relacionamentos amorosos 139

Notas de amor 174

Leitura adicional 181

Agradecimentos 183

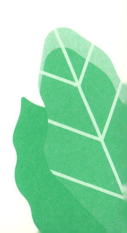

Introdução

O renomado psiquiatra Carl Jung costumava dizer: "A coisa mais assustadora é aceitar a si mesmo completamente". Mas ele também disse: "Somos o que desejamos nos tornar". Temos o poder de mudar quando nos aceitamos como somos. Mas não conseguimos viver com autoaceitação se assumirmos a identidade do outro, se vivermos de acordo com as regras do outro ou se atendermos às expectativas do outro. A autoaceitação é assustadora porque requer viver e falar a sua verdade, e isso significa que você terá que – como se pintasse um desenho – ultrapassar os contornos do outro. Porém, o crescimento que vem como resultado vale totalmente a pena.

Depois de, corajosamente, dar o primeiro passo em direção ao amor-próprio, você perceberá que a mudança não é apenas possível, ela é provável. Posso dizer com total convicção, com base apenas no fato de você ter escolhido ler um livro sobre amor-próprio, que a mudança está chegando.

Então, quem sou eu e por que você deveria acreditar em qualquer coisa que tenho a dizer? Sou Zoë Crook, terapeuta licenciada com mestrado em psicologia, atualmente trabalhando com indivíduos e casais em meu consultório particular. Mas não aprendi sobre amor-próprio pela primeira vez na escola ou no trabalho. O que me torna uma pessoa qualificada para falar sobre este tema é que, durante anos, não tive nenhum. Eu sei o que é estar no fundo do poço e sei como sair dele.

Consultei-me com meu primeiro terapeuta aos onze anos de idade por conta do transtorno obsessivo-compulsivo. Eu pensei que algo estava inerentemente errado comigo. Que vergonha! Aos quatorze anos, comecei a ficar chapada. Também arranjei problemas. Mas quem se importava? Quando eu estava chapada, me sentia livre. Eu era uma aluna nota A, uma espécie de superdotada e, assim que pude, me mudei para a cidade de Nova York para fazer faculdade.

Eu me esforcei na escola, com amigos e em meus relacionamentos. Eu me estressei. Mudei de estado, depois de país. Mudei de carreira, criei novos relacionamentos e entrei em diferentes círculos. Mesmo com toda essa mudança, estava presa batendo a cabeça contra a mesma parede.

Certa tarde, em meio a uma terrível ressaca, liguei para minha mãe. Ela me ouviu choramingar e, após uma longa pausa, disse: "Sabe, Zoë, aonde quer que você vá, você sempre estará lá". Desliguei o telefone, de bruços no chão do quarto. *Não há mais para onde fugir*, pensei.

Uma parte de mim ficou aliviada. Uma parte muito maior estava com medo. Enquanto eu estava esparramada no chão em *rigor mortis*, percebi que ninguém iria rastejar para dentro da minha caverna e me retirar de lá. Se eu quisesse ver a luz do dia, teria que aprender a me amar. Encontrei uma terapeuta cuja presença firme e inabalável me ajudou a mudar minha vida. Sua honestidade brutal era dolorosa e revitalizante. Foi o meu primeiro passo em direção ao *amor-próprio*.

Sem amor-próprio, nos autodestruímos. Construir uma vida sem amor-próprio é como construir uma casa na areia movediça. O amor-próprio é o solo no qual tudo cresce. Mas, ao contrário do solo, você não pode comprar amor-próprio em uma loja. Cultivar o amor-próprio requer coragem. Requer desvendar anos de condicionamento social, desvendar valores e crenças familiares, libertar-se de expectativas culturais e, para muitos de nós, confrontar o peso do preconceito, do trauma e da desigualdade estrutural.

Se isso parece demais, você acertou. Mas você veio ao lugar certo. Decidi escrever este livro porque sei como pode ser difícil a jornada para o amor-próprio. É um tipo de processo de um passo à frente e dois passos para trás. Minha esperança é de que este livro sirva como modelo para sua jornada de amor-próprio, fornecendo ferramentas e recursos que você pode implementar imediatamente.

Então, o que, exatamente, você encontrará neste livro? A Parte 1 explora a origem e o significado do termo amor-próprio e fornece algumas habilidades básicas. A Parte 2 leva você mais fundo em sua jornada de amor-próprio, começando com seu relacionamento consigo mesmo. Por fim, na Parte 3, você aprenderá a aplicar o amor-próprio a seus relacionamentos, carreira e entorno. No final do livro, você encontrará recursos adicionais e afirmações para apoio extra.

Tiro o chapéu para você. Você deu um grande passo ao pegar este livro. Leia palavra por palavra, página por página, e não se esqueça de aproveitar o passeio.

Nota da autora

Embora este livro seja destinado a todos, é importante observar que nenhum amor-próprio pode superar privilégios e poder. O amor-próprio não nega preconceitos – de fora ou do subconsciente – em torno de etnia, idade, gênero, sexualidade, habilidade, *status* de imigração ou desigualdade social; não pode curar doenças mentais ou, por si só, aliviar a depressão clínica ou a ansiedade. Este livro destina-se a fornecer ferramentas para aqueles que enfrentam problemas de saúde mental, preconceito e trauma, mas não é um remédio que cura tudo.

Embora os princípios deste livro possam ser aplicados a muitas circunstâncias, estou ciente de que meu posicionamento social afeta minha visão e a linguagem em torno dela. Francamente, há coisas que vou ignorar. Fiz o possível para trazer sensibilidade, intencionalidade e inclusão a cada capítulo.

Os nomes e detalhes dos clientes foram alterados para proteger a privacidade de cada um. No entanto, este livro inclui menções a negligência na infância, alimentação desordenada, dismorfia corporal, abuso emocional e físico e uma variedade de experiências dolorosas. Eu sei que o texto traumático pode ser desencadeador e difícil de ler. Eu mesma lutei muito com isso. Mas senti que era necessário compartilhar as histórias de clientes e pesquisas relacionadas para que você possa entender as narrativas, às vezes difíceis, que nos levam ao amor-próprio.

Por fim, gostaria de prometer a você o seguinte: embora em algumas ocasiões possa ser difícil e exigente, o caminho do amor-próprio é uma subida constante. Encontro você no ápice.

PARTE I

Entendendo o amor-próprio

CAPÍTULO 1

O verdadeiro significado de amor-próprio

Todos nós temos uma voz interior. Em dias bons, essa voz pode soar como um conselheiro espiritual. Em dias ruins, como a enfermeira Ratched[1]. A primeira voz, aquela que te protege, é uma manifestação do amor-próprio. O objetivo do amor-próprio é tornar essa voz tão alta que abafe a voz que machuca. E isso exige ousadia.

O caminho para o amor-próprio é árduo. Você pode enfrentar membros da família excessivamente críticos, chefes tóxicos ou parceiros desmotivadores. E não vamos esquecer a indústria da beleza de bilhões de dólares que lucra com suas inseguranças, convencendo-o a comprar isso e usar aquilo. A luta pelo amor-próprio é árdua, assustadora e incerta – mas, acima de tudo, vale a pena.

---

[1] Ratched é a enfermeira-chefe da ala psiquiátrica onde Randle McMurphy, interpretado por Jack Nicholson, cumpre sentença pelo estupro de uma garota de 15 anos no filme *Um estranho no ninho*. (N.T.)

As origens do amor-próprio

O termo amor-próprio já existia bem antes de sua estreia prolífica no TikTok – na verdade, dois mil anos antes. Durante séculos, filósofos e psicólogos debateram o tema do amor-próprio, mas foi a partir do movimento dos direitos civis que o termo começou a perder sua conotação negativa no *mainstream*.

O movimento *Black Is Beautiful* surgiu na década de 1960 como uma declaração de empoderamento, orgulho e amor-próprio. Feministas negras como Toni Morrison, bell hooks e Maya Angelou aprofundaram e propagaram a mensagem de honrar o passado e o presente. Na obra-prima de Morrison, de 1987, *Amada*, ela nos guia poeticamente por meio de um ritual de amor-próprio para celebrar nosso corpo. Ela escreve: "Ame suas mãos! Ame-as. Levante-as e beije-as. Toque os outros com elas, junte suas palmas, acaricie-as em seu rosto".

Hippies e *beatniks* também desafiaram os padrões nocivos do *status quo*, oferecendo sistemas de crenças alternativos em nome do amor-próprio. Eles eram herdeiros de inconformistas como William Blake, Ralph Waldo Emerson e Oscar Wilde, que disse a famosa frase: "Amar a si mesmo é o começo de um romance para toda a vida".

Mas amor-próprio não é vaidade, indulgência ou fidelidade à contracultura. Em sua essência, o amor-próprio é um compromisso com as próprias necessidades e bem-estar. É um clamor público contra a injustiça social. No verão de 2013, nasceu o movimento Black Lives Matter, que começou com uma carta de amor em resposta ao assassinato de Trayvon Martin, de dezessete anos. O texto "Love Letter to Black Folks" foi publicado no Facebook por uma criadora da *hashtag* "Black Lives Matter", Alicia Garza. Ela escreveu: "Precisamos nos amar e lutar por um mundo onde as vidas negras importam. Negros, eu amo vocês. Eu amo nós".

O amor-próprio, em sua forma mais básica, é necessário para a sobrevivência. Particularmente para aqueles que enfrentam depressão, ansiedade, baixa autoestima, trauma multigeracional, desgosto ou perda, o amor-próprio é essencial para a reparação física, psicológica e espiritual.

O amor-próprio é para todos

A vida apresenta uma enxurrada constante de desafios, desde turbulências em nível global a dramas familiares. Não importa o que você esteja enfrentando, o amor-próprio torna a vida um pouco menos assustadora. Amar a si mesmo é como estar enrolado em um cobertor quente. É a sensação de que, mesmo quando as coisas não estão bem, você sabe que vai ficar bem.

Mas ao mesmo tempo em que o amor-próprio é uma arma forte contra a discriminação e o abuso, não pode erradicar completamente os maus-tratos que as vítimas e pessoas oprimidas experimentam no âmbito cultural e sistêmico. Ele pode servir como uma camada protetora contra as circunstâncias externas, mas não é a cura para o infortúnio, maus-tratos, desigualdade estrutural e assim por diante.

O processo de amar a si mesmo é uma experiência subjetiva, única e pessoal. O amor-próprio parece ser de um jeito em um determinado dia e totalmente diferente no dia seguinte. Falar contra o sexismo no local de trabalho pode ser tão amoroso quanto tomar um banho para acalmar o sistema nervoso. Às vezes, o amor-próprio está envolvido nas minúcias da vida cotidiana e parece mais com se sentar com uma calculadora e um talão de cheques para pagar as contas.

O segredo é se conhecer da forma mais profunda para identificar o que você precisa no momento. Se você cresceu em um ambiente em que suas necessidades não foram reconhecidas, cuidar de si mesmo pode parecer contraintuitivo. Quando meus clientes têm dificuldade em colocar as próprias necessidades em primeiro lugar, eu os lembro de que a coisa mais amorosa que podem fazer pelos outros é praticar o amor-próprio. Esse é o ingrediente-chave para que sejamos um recurso confiável e solidário para os outros. Quando você tem grande consideração pelo seu bem-estar, tende a fazer a coisa certa para todos, como dizer à Judy na reunião de pais e mestres que não, você não pode fazer *cupcakes* sem glúten na próxima semana porque já tem outras responsabilidades. Um momento de desconforto, claro, mas no final todos saem ganhando.

Quando você prioriza seu bem-estar, mesmo que isso signifique incomodar temporariamente os outros ou ter conversas difíceis, você está praticando o amor-próprio. Quando você ama quem você é, você é mais honesto, compassivo e resiliente.

Amor-próprio é um verbo

Muitos acreditam que o bem-estar e a felicidade estão relacionados a ganhar muito dinheiro, encontrar um parceiro e constituir família. Mesmo em nossos melhores dias, sabemos que a vida real não é tão simples, e, para muitos, essa suposição é totalmente patriarcal. Marcadores externos de sucesso são apenas parte da equação, e essa equação não é relevante para todos ou mesmo para a maioria.

Quando inserimos o amor-próprio na equação, nos perguntamos questões importantes e sutis: *o que é uma carreira sem limites? Um casamento sem conversa? Uma amizade sem compaixão?*

A única constante em sua vida é você. Mesmo que você tenha tudo, as coisas mudam e, quando isso acontecer, você ficará sozinho. Quero dizer isso no bom sentido. Aprender a cultivar o amor-próprio leva a uma maior liberdade das demandas externas. Faz com que todas as coisas boas pareçam ainda melhores, porque a alegria irradia a partir de nosso interior.

Aqui estão algumas diretrizes para guiá-lo ao iniciar sua jornada de amor-próprio:

Definir limites: mais e mais pessoas estão trabalhando horas extras e deixando os dias de férias expirarem. Colocar em risco a saúde mental e física em nome da realização tornou-se comum; em alguns ambientes, é até glorificado. Alguém com amor-próprio sabe dizer não. Pratique dizer não em voz alta quando estiver sozinho. Não, não posso trabalhar no feriado. Não, não posso ficar até tarde. Não, não estarei disponível no fim de semana.

Os limites também desempenham um papel importante nas relações pessoais. Limites ruins podem fazer com que você se sinta esgotado ou explorado. Limites seguros garantem que os relacionamentos sejam mutuamente respeitosos e atenciosos. Identificar suas necessidades e limitações é o primeiro passo para estabelecer e manter limites saudáveis com os outros.

Recuperando-se do autojulgamento: para a maioria das pessoas, tornar-se completamente livre do autojulgamento é irreal, então não seja muito duro consigo mesmo por se exigir demais. Não há problema em dizer: "Opa, isso foi duro. Vou tentar ser mais gentil da próxima vez". Sem punição, apenas reconhecimento antes de seguir em frente.

Quando nos pegamos procurando maneiras pelas quais outras pessoas são superiores a nós, devemos interromper essa espiral sendo tão benevolentes e compassivos quanto o sr. Rogers, que disse: "Mesmo que nenhum ser humano seja perfeito, sempre temos a chance de trazer à vida aquilo que é único em nós, de uma forma redentora".

Comunicando suas necessidades aos outros: muitos de nós esperamos relacionamentos tranquilos sem articular nossas necessidades. Costumo lembrar aos meus clientes que a telepatia é para super-heróis. Infelizmente, nós, mortais, devemos usar os canais sensoriais humanos para nos comunicar com eficácia. Somos responsáveis por deixar as pessoas saberem como estamos. As pessoas devem ter certeza de quais são nossas necessidades para que possam atendê-las efetivamente. Caso contrário, nossas necessidades não atendidas permanecerão exatamente assim.

As pessoas que são boas em se comunicar tendem a estar em relacionamentos promissores. Se você souber comunicar suas necessidades, terá mais chances de que sejam atendidas. Se você sente ressentimento toda vez que seu parceiro deixa uma toalha molhada na cama, não a jogue no chão de má vontade. Fale. Se você fizer isso com gentileza, poderá se surpreender positivamente com os resultados.

O que pode dar errado

A jornada para o amor-próprio pode ser árdua. Mas uma vida sem amor-próprio é confusa e improdutiva, como construir uma casa na areia movediça. O amor-próprio é a prática de criar uma base sobre a qual você pode construir o restante de sua vida. A tarefa árdua e monótona de amar a si mesmo pode não parecer tão assustadora quando você reconhece sua importância.

Muitos de nós crescemos com adultos mentalmente doentes que nos faziam sentir como se fôssemos egoístas por nos preocupar conosco mesmos. As crianças que acabam punidas por terem muitos limites tornam-se excessivamente sensíveis aos sentimentos de outras pessoas e ignoram os próprios. Mas mesmo que sua família faça você se sentir confortável e efusivo como uma comédia, você ainda pode ter de lidar com chefes, parceiros e parentes que esperam que você coloque as necessidades deles acima das suas. Sem mencionar uma sociedade que envia muitas mensagens sobre quem você deve ou não ser.

Se, quando crianças, incutimos em nossa psique que nossos sentimentos não importam, provavelmente escolheremos parceiros românticos que pensam igual. Somos atraídos pelo que nos é familiar, mesmo quando o que nos é familiar não é algo saudável ou seguro. Não tente entender isso; somos apenas criaturas de hábitos. Uma das partes mais difíceis da jornada de cura é reconhecer que as pessoas que nos machucam não podem nos acompanhar. Isso significa estabelecer limites com a família (ou, em alguns casos, cortar completamente os laços), dizer adeus a relacionamentos prejudiciais ou deixar um ambiente de trabalho tóxico. Às vezes, isso significa fazer as três coisas.

Se esse pensamento dói em você, saiba que não está sozinho. Respire fundo e se abrace com força. Quando a vida realmente doer e você se esquecer do motivo pelo qual está fazendo esse trabalho de amor-próprio, lembre-se: *é possível permanecer na certeza da desgraça ou entrar na desgraça da incerteza.*

Se você não está no fundo do poço ou está apenas procurando otimizar sua vida já gratificante e satisfatória, os mesmos sentimentos se aplicam. Mesmo que já tenha atravessado a fenda da montanha e esteja esquiando alegremente do outro lado, ainda pode ser tentador voltar e refazer seus passos. Não importa onde você esteja em seu processo, é importante permanecer vigilante em relação a padrões nocivos. Às vezes, quando estamos mais adiantados em nossa jornada de cura, pode parecer inofensivo dar alguns passos para trás, tornando essa etapa da jornada sorrateiramente perigosa. É bom relaxar e absorver todo o trabalho duro. No entanto, não se sinta muito confortável. O trabalho nunca para. Mas esperamos que fique mais fácil.

QUIZ
Você sente amor-próprio?

Muitos de nós não sabemos onde estamos no espectro do amor-próprio. Este questionário foi desenvolvido para lhe dar uma ideia de onde você está em sua jornada e quais áreas de sua vida precisam de atenção.

Avalie-se em uma escala de 1 a 5 para cada afirmação, depois calcule o total de pontos e consulte as avaliações a seguir.

1 = Discordo totalmente
2 = Discordo um pouco
3 = Neutro
4 = Concordo um pouco
5 = Concordo totalmente

1. Eu estabeleço e mantenho limites em meus relacionamentos.
2. Expresso facilmente minhas emoções aos outros.
3. Tenho orgulho de compartilhar minhas realizações.
4. Gosto do que vejo quando me olho no espelho.
5. Eu me perdoo rapidamente quando cometo um erro.
6. Eu me sinto confortável em minha própria pele.
7. Não levo as críticas para o lado pessoal.
8. Eu agrego valor à vida das pessoas.
9. Eu aprecio meu corpo e o trabalho duro que ele faz para me manter vivo.
10. Eu sou bom em aceitar elogios.

11. Eu gosto da minha própria companhia.
12. Eu digo a verdade.
13. Eu gravito em torno de relacionamentos que me nutrem.
14. Não sou excessivamente ciumento ou inseguro em meus relacionamentos.
15. Eu sou capaz de rir de mim mesmo.
16. Eu confio na minha intuição.
17. Tenho amizades consistentes e profundas que me dão apoio e amor.
18. Eu encontro significado e propósito no meu trabalho.
19. Eu reservo um tempo para descansar, me exercitar e nutrir meu corpo.
20. Eu mereço ser amado.

continua

Pontuação: 76-100
Você é um líder de amor-próprio. Você se sente à vontade para expressar suas necessidades, independentemente de como as pessoas possam reagir. A maneira como você passa os dias lhe traz propósito e significado, e você geralmente valoriza a felicidade em detrimento da aprovação social. Você age com amor e não com medo e sabe onde colocar seu tempo e energia. Quando você diz: "Eu me amo", você realmente quer dizer isso.

Pontuação: 51-75
Você está familiarizado com o conceito de amor-próprio, mas não é algo que pratica diariamente. Às vezes, você luta para manter limites e pode ser excessivamente crítico consigo mesmo. Embora possa se sentir satisfeito na maioria das áreas de sua vida, você se vê querendo mais. Você é capaz de identificar seus sentimentos, mas talvez tenha dificuldade em expressá-los. Ainda há trabalho a ser feito, mas você está no caminho certo.

Pontuação: 20-50
Parece que você está tão preocupado em cuidar dos outros que se esqueceu da pessoa mais importante – VOCÊ! A maioria de suas decisões baseia-se nas expectativas das outras pessoas, e não no que você quer e precisa. Seus relacionamentos o deixam esgotado, refletindo a falta de amor-próprio. Não desanime; todos podem cultivar mais amor-próprio. O primeiro passo costuma ser o mais difícil.

CAPÍTULO 2

Práticas fundamentais

O *amor-próprio* é um termo genérico. Trata-se de fazer coisas todos os dias que tornam a vida mais gerenciável e menos complicada. O amor-próprio é mais do que escrever afirmações positivas em *post-its* ou tomar banhos com sais de marcas famosas.

O verdadeiro amor-próprio traz à tona o que estava enterrado interiormente. Dependendo das feridas com as quais esteja lidando, esse processo pode resultar em um derramamento incontrolável de secreção e lágrimas. Se durante esse período você tiver crises emocionais e mudanças de humor severas, considere procurar ajuda profissional. Lembre-se de que você não está sozinho nessa experiência. Você é humano, passando por algo pesado.

Os itens a seguir são pilares do amor-próprio. Cada categoria deve aprofundar seu relacionamento consigo mesmo, ajudando-o a responder à pergunta: *quão vivo você quer se sentir?*

Autoconsciência

Parte da autoconsciência envolve reconhecer o próprio posicionamento social e o privilégio e o poder que o acompanham. Ter privilégio não significa que um indivíduo esteja imune às adversidades da vida. Ser privilegiado significa que um indivíduo tem uma vantagem socioeconômica devido a raça, sexo, orientação sexual, religião, *status* socioeconômico, país de origem, idioma ou habilidades físicas. Ser primeiramente autoconsciente significa estar consciente de como nossas identidades são sutis e interseccionais e como o pertencimento a certos grupos sociais pode levar a desvantagens ou discriminação.

Ao levarmos em conta nossas identidades, começamos o árduo trabalho de olhar internamente. Descascar nossas camadas às vezes pode se parecer com um abraço agressivo que nos agarra por um tempo um pouco longo demais. Coisas que você tentou esconder de si mesmo podem ser reveladas, não de uma maneira gentil, mas como uma chacoalhada, como quando uma criança pula em seu colo para contar as rugas em sua testa.

Se você está no início do caminho do amor-próprio, saiba que muitas coisas terão de mudar. Mas sem autoconsciência você não saberá *o que* mudar. Você precisa abandonar um relacionamento ou ajustar suas expectativas? Você precisa estabelecer um limite com um membro da família ou cortar completamente a comunicação? Aquele pedaço de bolo de chocolate é uma indulgência saudável ou um mecanismo de enfrentamento desajustado?

Tive uma cliente que acreditava ter deficiência de ferro, porque suas pernas sempre doíam. Ela continuou fazendo exames e os resultados estavam sempre normais. "Será que os hematomas são decorrentes da pressa para acomodar sua agenda lotada?" Perguntei. Ela olhou para mim. "Talvez", continuei, "toda essa pressa tenha aumentado suas chances de esbarrar nas coisas?" Ela inclinou a cabeça para o lado e lentamente se afundou na cadeira. Ah, a grande revelação.

Sem autoconsciência, ignoramos o óbvio. Gastamos muita energia tentando consertar a torneira sem verificar se pagamos a conta de água. Ser autoconsciente é a única maneira de sair de situações dolorosas e confusas. Se o amor-próprio é o destino, a autoconsciência é sua passagem de avião para lá. É o primeiro passo para fazer as pazes com o que você não pode mudar e seu roteiro para consertar as coisas que você pode.

Refletir

Se pudermos refletir sobre nosso estado interno, nos veremos com mais clareza. E quando nos vemos com mais clareza, tomamos decisões mais sensatas, construímos relacionamentos mais fortes e cultivamos experiências significativas. É normal focarmos nos traços negativos, mas ser autoconsciente também significa reconhecer nossos pontos fortes, aspirações e desejos.

Durante uma sessão particularmente difícil, minha cliente, que estava no meio de uma separação complicada, encontrou o lado positivo. "Divórcio é realmente muito divertido!", disse sorrindo. Ela estava falando sobre o processo de se redescobrir depois de anos sequestrando seu verdadeiro eu. Essa foi sua grande revelação. Não foi triste ou assustador. Foi libertador.

> **MOMENTO DE PRATICAR**
>
> A autoconsciência nos direciona a reconhecer e gerenciar emoções, o que requer muita introspecção. Dessa forma o tempo que se passa sozinho é vital. Hoje em dia, raramente estamos sozinhos. Entre *smartphones* e agendas lotadas, há tanta conversa fiada que mal conseguimos nos ouvir pensando. Mas, se não estivermos cientes de nossos pensamentos e sentimentos, não seremos capazes de navegar por situações e emoções desafiadoras.
>
> Tornar-se consciente de seus sentimentos, pensamentos e ações é um processo delicado. Comece reservando dez minutos ininterruptos por dia para você. Nada de *podcasts*, músicas, livros ou telefones. Veja o que acontece e, se ficar muito intenso, faça uma pausa e retome quando estiver pronto.

Autocompaixão

A autocompaixão é a capacidade de nos tratarmos com perdão, gentileza e aceitação em um mundo que acredita que a autocrítica é o caminho mais rápido para o crescimento pessoal. A autocompaixão é um ato radical, considerando que muitos de nós somos ensinados a sentir vergonha de tirar soneca e ter tempo livre. É quase esperado que nos frustremos com facilidade quando esquecemos o aniversário de um amigo ou cozinhamos algo errado no jantar. A agitação do mundo de hoje deixa pouco espaço para cultivarmos a benevolência a nós mesmos.

Autocompaixão é autopreservação. Sem isso, você será engolido por expectativas não realistas. Vejamos a chamada mulher moderna, por exemplo. A sociedade espera que ela seja magra, com uma cintura curvilínea. Espera-se que ela saiba o que quer, mas também seja submissa. Linda, mas não muito preocupada com sua imagem. Bem vestida, mas sem exageros. Não sexualmente promíscua, mas definitivamente experiente. Espera-se que ela trabalhe, mesmo que tenha filhos (a quem ela sempre coloca em primeiro lugar, a menos que haja um compromisso de trabalho, o que acaba por condená-la de uma forma ou de outra). Se ficar cansada, frustrada ou deprimida, ela deve se esforçar mais.

Somos criaturas imperfeitas que não se dão bem em uma sociedade que rejeita o descanso. A autocompaixão é o ato de mostrar misericórdia conosco mesmos. Quando tomamos uma decisão ruim, ficamos exaustos ou estragamos tudo no trabalho, a autocompaixão nos ajuda a reconhecer que imperfeições, inadequações e contratempos fazem parte da nossa humanidade compartilhada.

Refletir

A autocompaixão cria um ambiente em que é seguro fracassar. Se você não demonstrou compaixão quando criança, pode ter dificuldade em assumir riscos quando adulto. Nosso diálogo interno negativo pode ser tão exaustivo que tentar algo novo parece não valer a pena. Cultivar a autocompaixão gera uma mentalidade de crescimento, tornando-nos mais resilientes e permitindo-nos aprender e crescer com as falhas percebidas, em vez de ficar ruminando sobre o assunto.

Se tudo isso parece muito confuso, não se preocupe. Todos nós estamos improvisando. Como disse o psicólogo Carl Rogers: "O curioso paradoxo é que, quando me aceito como sou, posso mudar". Todos nós temos imperfeições e todos cometemos erros. Temos que ser gentis conosco mesmos, especialmente quando outras pessoas não são. Se um erro foi cometido, devemos reconhecê-lo, mas podemos fazer isso com um tom menos crítico. A autocompaixão é o reconhecimento de que, mesmo quando nos sentimos inúteis, como se tivéssemos errado muitas vezes, ainda somos naturalmente bons.

MOMENTO DE PRATICAR

Ter autocompaixão é olhar para o cenário como um todo. Isso nos ajuda a nos ver com mais clareza. Todos os seres humanos merecem compaixão, não porque somos ideais, mas porque, na maioria das vezes, somos menos que o ideal. Podemos perder a paciência, beber demais e esquecer o aniversário do nosso parceiro. Não é fácil ter pulso. A vida é difícil e todos estamos nos virando com o que temos.

Antes de colocar o chapéu de burro, lembre-se de suas qualidades redentoras – pelo menos três. O que você mais admira em você? Anote essas qualidades e revise essa lista uma vez por dia ou sempre que estiver se sentindo mal. Estamos todos fazendo o melhor possível, e todos podemos melhorar. Sem autocompaixão, você nunca chegará à segunda parte. Cave fundo e encontre as coisas boas. Tenho certeza de que estão lá.

Paciência

Vivemos em uma era de gratificação instantânea – *fast-food*, carros velozes e entrega no mesmo dia. Mas só existe uma maneira de alcançar o amor-próprio e se curar das mágoas e traições do passado: fazendo isso devagar e com paciência.

O amor-próprio requer a fé obstinada de que, se tatearmos em um quarto escuro por muito tempo, acabaremos encontrando a luz. Paciência é isso. É a capacidade de suportar circunstâncias desafiadoras sem apressar o processo ou desejar estar em outro lugar.

Quando falamos de paciência, é fundamental observar que não é uma rendição silenciosa ao abuso – pessoal, sistêmico ou ambos. É uma ferramenta para lidar com a frustração, a dor e o trauma emocional que surgem diante das experiências que consistentemente desvalorizam nosso valor próprio.

Pouquíssimas pessoas nascem com um conjunto de ferramentas bem ajustadas. Não importa quem você seja, é provável que tenha herdado um martelo torto, alguns pregos enferrujados e uma lixa gasta. Fazemos o que podemos com o que temos até adquirirmos novas ferramentas. No entanto, muitos de nós comparamos nossos próprios barracões com vazamentos a um edifício vitoriano restaurado de cinco andares. Adquirir as ferramentas de que precisamos para construir nosso santuário ideal exige tempo, energia e esforço. Exige persistência. Comparar-se com pessoas que têm mais ferramentas do que você ou estão mais avançadas em sua jornada só fará com que você queira arrancar os cabelos. E isso não vai melhorar a qualidade de vida do seu barracão.

Ter paciência significa ser calmo, compassivo e nos perdoar enquanto esperamos que nosso trabalho produza novos resultados. A maioria das coisas fica mais difícil antes de ficar mais fácil. Ter paciência significa que, mesmo nos momentos mais sombrios, estamos comprometidos em permanecer presentes, sabendo que, mais cedo ou mais tarde, encontraremos uma luz que nos guiará de volta para casa.

Refletir

Se você luta para ter paciência, também deve ter dificuldade com o desejo de controlar as circunstâncias externas. A impaciência muitas vezes é o resultado de querer perdoar a si mesmo por se sentir inquieto ou incerto. Mas se você puder aceitar seu medo e estabelecer um relacionamento com ele, aprenderá como suportar o incômodo de emoções desconhecidas ou desconfortáveis. Você pode até desenvolver uma paciência inabalável para tudo o que é ambíguo.

MOMENTO DE PRATICAR

O *slogan* dos Alcoólicos Anônimos – um dia de cada vez – está escrito no verso da maioria das moedas da sobriedade. Essas fichas são recompensas quando alguém atinge um período de sobriedade, mas também são um lembrete de que qualquer tipo de cura acontece em pequenos incrementos. Quando sentir vontade de agir por impulso ou apressar o processo, concentre-se na respiração.

A respiração da caixa, também conhecida como respiração em quatro tempos, é uma técnica simples que você pode praticar em qualquer lugar. Inspire contando até quatro, prenda a respiração contando até quatro, expire contando até quatro e, em seguida, segure o ar nos pulmões por mais quatro segundos antes de começar de novo. Se a respiração

> de caixa é uma novidade para você, pode ser difícil executá-la no início. Quanto mais você praticar, mais fácil se tornará.

Autocuidado

Ter autocuidado é colocar suas necessidades em primeiro lugar – físicas, emocionais e espirituais. Mas, no mundo real, os desafios da vida podem atrapalhar diariamente seus planos de autocuidado. Espera-se que atendamos às necessidades dos outros com aceitação e elegância, mas, às vezes, isso pode parecer um enorme inconveniente. *As crianças não poderiam pegar catapora todas de uma vez? O papai realmente tinha de quebrar o quadril logo agora? Por que tenho que trabalhar no turno da noite no dia anterior à minha prova?*

A autora e ativista Audre Lourde disse: "Cuidar de mim mesma não é comodismo. É autopreservação". Qualquer ação que apoie seu bem-estar e preserve sua saúde e felicidade é autocuidado. Não há nada de comodismo nas férias, no sono ou em cuidar de nossas necessidades. Devemos levar o autocuidado tão a sério quanto nossos chefes levam seus prazos ou os filhos fazem o lanche da tarde. Sacrificar nosso tão esperado tempo de ficarmos sozinhos para ir confortar o mesmo amigo pela terceira vez na semana pode parecer um ato altruísta de amor, mas, na verdade, pode ser um desvio de nossas próprias necessidades.

Um estudo realizado pela DPG, empresa de RH do Reino Unido, entrevistou mais de duas mil mulheres e homens transexuais. Eles descobriram que 57% dos participantes mentiram ao justificar o pedido de um dia de folga e 75% disseram que esconderam produtos de higiene dos colegas de trabalho. O autocuidado em sua forma mais básica (nesse caso, absorventes íntimos) é frequentemente descartado como algo gratuito e fraco. Quando as necessidades básicas são estigmatizadas, pode ser ainda mais difícil priorizar a si mesmo ativamente.

Outra grande parcela do autocuidado é expressar o que você precisa na hora que precisa. O autocuidado não espera por um momento conveniente ou leva em conta os seus planos. Na verdade, ele desorganiza tudo isso. Você pode precisar, repentinamente, de duas semanas de folga durante a época mais movimentada do ano para se mudar de apartamento após uma separação. Seu chefe talvez fique chateado com isso, ou você pode, na volta, acabar encontrando um gerente ressentido, cuja carga de trabalho dobrou enquanto você esteve fora. E mesmo assim você precisa fazer isso, pois ninguém deve decidir como e quando você cuida de si mesmo, exceto você.

Refletir

Nós ouvimos isso toda vez que entramos em um avião: "Em caso de perda de pressão na cabine, coloque a máscara primeiro em você antes de ajudar os outros". Mas as pessoas que lutam com o autocuidado gostam de garantir que todos estejam com suas máscaras de segurança antes de respirar o ar que salva vidas.

Um manual de autocuidado incluiria muitas coisas básicas, como usar fio dental ou ligar para um amigo. Se sua rotina de autocuidado inclui cuidar da aparência, comece devagar. Você está dormindo o suficiente, comendo alimentos nutritivos, usando a palavra *não* como uma frase completa? Você está reservando um tempo para relaxar entre as tarefas da sua lista de afazeres? Você tem lençóis limpos? Se você tem uma tendência para agradar as pessoas e cuidar delas, fique tranquilo em saber que todos se beneficiam de sua prática de autocuidado. Como sabemos, não se pode beber água de um copo vazio.

> **MOMENTO DE PRATICAR**
>
> O autocuidado tem tudo a ver com uma rotina diária. É o resultado de todas as pequenas coisas que você faz todos os dias para nutrir sua saúde e seu bem-estar. Mas só é autocuidado se você gostar. Obviamente, nadar é ótimo para sua saúde física. Mas, se você odeia água, não é autocuidado, é tortura. Para melhorar sua prática de autocuidado, comece encontrando três coisas que você gosta de fazer e que melhoram sua saúde física, mental ou emocional e comprometa-se a realizá-las todos os dias. Por exemplo, se você gosta de escrever, faça um diário. Se você gosta de natureza, faça uma caminhada de dez minutos ao ar livre ou uma pausa para o almoço no parque. Pode ser tão simples quanto preparar seu chá favorito, arrumar a cama pela manhã ou brincar com o cachorro. Mesmo alguns minutos aqui e ali farão a diferença.

Autoaceitação

A autoaceitação é o ato de aceitar quem você é, sem condições. Aceitar a si mesmo é aceitar todos os atributos, tanto positivos quanto negativos, sem julgamento ou crítica. Sem autoaceitação, perdemos tempo justificando nossas escolhas, julgando nossos erros e provando nosso valor para os outros e para a sociedade em geral. A autoaceitação é o único antídoto contra o julgamento e a crítica. É necessário conciliar o fato de que nem sempre as pessoas entendem ou concordam com nossas escolhas. Isso envolve conversar consigo mesmo gentilmente, perdoar-se voluntariamente e afastar-se graciosamente do que não lhe serve. E tudo isso exige coragem.

Eu tive uma cliente, Abby, que estava com dificuldades para abandonar seu casamento de 22 anos, uma batalha que ela enfrentou por quase tanto tempo quanto o próprio casamento. Apenas seis meses depois de se casar, Abby flagrou o marido tendo um caso. Sua família era contrária ao divórcio, então ela nunca o viu como uma opção. A autoaceitação era a única forma de Abby finalmente se afastar de seu casamento. Para adotar uma postura mais receptiva em relação a si mesma, primeiro teve de reconhecer que havia vivido de acordo com as necessidades e os valores de todos, exceto os dela. Seu comportamento de busca por aprovação e um profundo estigma em torno de seu divórcio tornaram quase impossível para ela aceitar e validar os próprios pensamentos, sentimentos e desejos.

Às vezes, para se aceitar, é preciso rejeitar as opiniões daqueles que mais importam.

Refletir

Nossos primeiros críticos são nossa família. Eles, consciente ou inconscientemente, nos ensinam de quais qualidades ou valores devemos nos envergonhar. Se a raiva não fosse considerada uma emoção "aceitável", você poderia reprimi-la quando adulto. Ou, como no caso de Abby, se sua família menosprezasse o divórcio ou a separação, você teria dificuldades em abandonar relacionamentos tóxicos.

A autoaceitação requer uma fé inabalável em si mesmo, em suas crenças e necessidades, mesmo – e especialmente – se esses fatores mudarem com o tempo. A autoaceitação não depende de quantos erros você comete ou se arrepende. É incondicional.

Se tem medo de que a autoaceitação leve a grandes mudanças na sua vida, você está certo. Viver segundo os próprios termos pode levá-lo a estabelecer limites e fazer escolhas que as pessoas podem não aprovar e, posteriormente, distanciá-lo daqueles que lhe são mais próximos.

Embora a autoaceitação possa lhe exigir que abandone velhas crenças ou mesmo relacionamentos, ela sempre o colocará em um caminho que se alinha com a versão mais verdadeira de você.

> ## MOMENTO DE PRATICAR
>
> A autoaceitação resulta em um verdadeiro sentimento de pertencimento. Não precisamos esperar até nossos últimos anos para nos sentirmos completos. O primeiro passo para a autoaceitação é aprender a falar sobre nós mesmos com gentileza. Quando falamos com amor, compaixão e carinho, cultivamos o amor-próprio.
>
> Se você fizer besteira no trabalho, disser a coisa errada para seu parceiro ou perder a paciência com um ente querido, observe seu diálogo interno e anote-o, palavra por palavra. Às vezes, o simples ato de ver suas palavras no papel pode chocá-lo e fazê-lo mudar. Não siga em frente com essas palavras sem reconhecê-las. (Se você as ignorar, o pensamento seguirá você.) Em seguida, escreva um pensamento contrário que promova a autoaceitação. O objetivo é interromper o diálogo interno que leva ao ódio de si mesmo e substituí-lo por palavras gentis, afirmativas e encorajadoras.

Autodisciplina

Algumas pessoas confundem a autodisciplina como uma forma desnecessária de punição ou um conjunto rigoroso de regras. Mas a autodisciplina é um ato espiritual. É a maior expressão de amor-próprio. A autodisciplina leva você a atingir uma meta, usando o melhor da sua capacidade, sem ser distraído por outros prazeres. É a capacidade de abrir mão da gratificação instantânea para alcançar algo mais satisfatório, mesmo que seja apenas uma meta mais simples. Exercitar-se, consumir vitaminas suficientes, limpar a caixa de areia do gato, pagar o aluguel, aprender uma nova habilidade, guardar a louça da máquina, investir em relacionamentos saudáveis – tudo isso exige certo grau de autodisciplina.

Passar horas na praia com um bom livro está mais de acordo com nossa predileção por lazer e conforto. Em muitas situações, essa indulgência não é apenas aceitável; é necessária. Mas definitivamente não é assim que alguém aprende a administrar o estresse profundo, nutre o corpo ou assume uma paixão há muito esperada, como escrever um livro de memórias ou aprender francês. A fronteira entre relaxamento e autonegligência costuma ser difícil de discernir. É por isso que a autoconsciência é fundamental. O que é bom para sua mente, corpo e alma nem sempre é o mais "divertido". Mas, se você praticar algumas disciplinas simples todos os dias, o desconforto de curto prazo que pode sentir levará a ganhos de longo prazo. Também tornará o lazer mais agradável. Alinhar suas ações cotidianas com seus desejos mais profundos é um trabalho entediante. Mas de todos os pilares do amor-próprio, esse é o que traz os ganhos mais claros e tangíveis.

Refletir

A autodisciplina não é um traço imutável de personalidade ou algo herdado. Muitas vezes, lutamos com a autodisciplina quando não temos convicção de que faremos um bom trabalho. Todas as coisas boas levam tempo, muito do qual é gasto cometendo erros. A autodisciplina é uma declaração de que vale a pena retomar de onde parou, mesmo quando as coisas avançam lentamente. Em última análise, a autodisciplina consiste em perguntar: *quão profundamente estou comprometido em me amar dia após dia?*

MOMENTO DE PRATICAR

Para alcançar um maior grau de autodisciplina, é importante ter uma visão clara do que você deseja realizar. Muitos de nós não sabemos o que queremos. Alternativamente, podemos não acreditar que somos dignos disso. Ter objetivos claros nos mantém no caminho certo quando passamos por um momento de dúvida. Se estivermos muito preocupados com o que as outras pessoas pensam, o medo nos atrapalhará.

Comece a cultivar a autodisciplina pensando em onde você quer estar daqui a exatos cinco anos. Qual é a sua carreira? Você está correndo atrás de suas paixões? Você está em um relacionamento? Você se envolve em atividades recompensadoras? Onde você mora? Como é o seu estilo de vida? Como você se sente em seu corpo? Não se retraia. Depois de descobrir aonde quer chegar, comece a mapear a estrada que o levará até lá.

PARTE II

Seu mundo interior

CAPÍTULO 3

Conversa interna

Sabe aquele monólogo interior contínuo que ocorre em sua cabeça? Aquele que oferece afirmações com base em crenças e pensamentos que você tem sobre si mesmo? Essa voz interior é chamada de *conversa interna*. A conversa interna é uma mistura de preconceitos conscientes e inconscientes que podem ser positivos ou negativos. Esse diálogo interno reflete como você se vê em relação ao mundo ao redor. Mas a conversa interna nem sempre é uma fonte confiável de informação.

Suas palavras importam, mesmo que você seja o único que as ouve. A conversa interna negativa ou inútil prejudica sua autoestima, o que significa que você pode se sentir indigno de um amor saudável e acabar atraindo pessoas e situações indesejáveis. A conversa interna positiva melhora a autoimagem, o que aumenta suas chances de conseguir o que deseja na vida. Se você quer cultivar o amor-próprio, observe o que está dizendo sobre si mesmo quando ninguém mais está ouvindo. A conversa que você tem consigo mesmo é a mais importante da sua vida. Transforme isso em algo bom.

O impacto da conversa interna negativa

A conversa interna negativa é como ter o pior colega de quarto do mundo. Mesmo nossos maiores críticos não falam sobre nós com a mesma insensibilidade e censura. Poucas coisas são mais prejudiciais do que falar de nós mesmos com tanta repugnância. Infelizmente, nosso cérebro é programado para lembrar mais experiências negativas do que positivas, o que dá ao nosso "colega de quarto" toneladas de coisas apetitosas.

Se você quer despejar seu colega de quarto, precisa começar a retrucar. Desafie o que ele está dizendo, faça perguntas, faça uma verificação da realidade. Você realmente arruinou sua carreira por estar despreparado ou apenas se envergonhou? Você é realmente um desleixado por derramar café na blusa ou só passou por cima de um buraco? Seu colega de quarto tentará convencê-lo de que seus pensamentos são fatos. Mas só porque você *pensa* que é um fracasso não significa que seja de fato. Provavelmente, não conseguiu o emprego porque não se encaixava – e não porque você é chato, inútil ou incapaz.

Sabe aquele aumento que você nunca pediu? Aquele encontro ao qual nunca foi? Aquele país que nunca visitou? A conversa interna negativa pode ser a culpada. Só porque você disse a coisa errada durante uma reunião não significa que não mereça um aumento. Mas não é isso que seu colega de quarto vai lhe dizer. Seu colega de quarto usará todos os erros, falhas e fracassos contra você, por mais insignificantes que sejam.

Talvez não seja realista querer expulsar seu colega de quarto, mas o amor-próprio o ajudará a rebaixá-lo a uma aparição ocasional, como um mero convidado. Alguém que cultivou o amor-próprio é capaz de questionar pensamentos críticos com facilidade e confiança. Se você ainda duvida de sua própria grandeza, pode ser difícil lutar contra uma voz tão poderosa. Quanto mais você praticar o diálogo interno positivo, menos espaço haverá para o seu crítico interno. Seu crítico interno se alimenta de seus medos e inseguranças, então, se quiser silenciá-lo, concentre-se em suas boas qualidades. Isso não significa ignorar suas deficiências ou dar desculpas para o mau comportamento. Significa simplesmente reconhecer seu valor próprio, apesar de suas falhas.

Limitar pensamentos críticos exige viver de acordo com os próprios valores e objetivos. Sem amor-próprio, é muito fácil nos punirmos por não correspondermos às expectativas que nos são impostas pela sociedade. Não saímos do útero julgando o diâmetro de nossa cintura ou sentindo vergonha de nosso salário.

Aprendemos a ser autocríticos ao longo do tempo, à medida que desenvolvemos a capacidade cognitiva de pensar no futuro e no passado. A única maneira de sair do doloroso *feedback* do passado e do futuro é nos amarmos tão intensa e profundamente que as únicas expectativas pelas quais vivemos sejam as nossas. Se você se amar o suficiente, não precisará viver de acordo com os padrões de outras pessoas e ficará mais tranquilo consigo mesmo. Como disse Eleanor Roosevelt: "Ninguém pode fazer você se sentir inferior sem o seu consentimento". Nem mesmo você.

Influências passadas

Um estudo publicado em 2009 na *Psychoanalytic Psychotherapy* mostra que indivíduos que sofreram traumas na infância são mais propensos a relatar uma conversa interna negativa do que aqueles que não sofreram. De acordo com o Institute of Mental Health, o *trauma infantil* é definido como a experiência de uma criança com um evento que é emocionalmente doloroso ou angustiante, o que geralmente resulta em efeitos mentais e físicos duradouros. O trauma molda a maneira como nos vemos como adultos. Certa vez, tive uma cliente que se achava estúpida, feia e gorda durante nossas sessões. Eu queria saber quando ela tinha ouvido essas palavras pela primeira vez. Certo dia, perguntei de quem era a voz. "Minha mãe", disse, desanimada.

Se você foi rebaixado, envergonhado ou menosprezado, pode inconscientemente dizer a si mesmo as mesmas coisas ofensivas que ouviu no passado. Como ilustra a história da minha cliente, a voz provavelmente nem é a sua. Se foi abusado verbalmente por outras pessoas, estudos mostram que é mais provável que você seja verbalmente abusivo consigo mesmo. A boa notícia é que você pode virar a página. Tornar-se mais consciente de suas influências passadas pode ser doloroso, mas também pode ajudá-lo a identificar a fonte de sua conversa interna negativa.

Influências atuais

Os humanos são atraídos àquilo que é familiar. A familiaridade fornece previsibilidade e segurança, uma realidade infeliz para aqueles que sofreram negligência ou abuso. Se você nunca foi validado por seus pensamentos e sentimentos, pode acabar trabalhando para um chefe que insulta sua inteligência. Se foi ignorado ou oprimido pelos seus cuidadores, pode namorar pessoas emocionalmente indisponíveis. Se você sofreu *bullying*, pode atrair amizades tóxicas. Muitos de nós acabamos recapitulando nosso trauma ao escolher inconscientemente relacionamentos destrutivos que refletem nosso passado.

É uma tentativa inconsciente de entender melhor o que nos aconteceu e, embora seja bem-intencionada, não funciona, pois não podemos nos curar no mesmo ambiente que nos feriu.

Esse padrão é cíclico. Para muitos de nós, nossa realidade atual reflete nossa paisagem interna, e nossa paisagem interna é o resultado de nossa realidade atual. Por exemplo, você pode estar em um relacionamento ruim porque acha que não merece algo melhor. Então, se acha que não merece algo melhor, o mais provável é que você escolha relacionamentos ruins. Se isso só fez você querer beber uísque em tigela de cachorro, você não está sozinho. A realidade é que a galinha e o ovo coexistem. Quando nossas circunstâncias mudam, nosso mundo interno muda com ele. Não importa por onde você comece, o ciclo deve ser rompido em algum lugar.

A história de Carla

"E simplesmente", disse Carla, estalando os dedos, "ele se foi." O mais recente caso de amor de Carla havia terminado. Ela havia tido um ano ruim. Investira demais em homens casados, ou que bebiam demais, ou relutantes emocionalmente. Ela sempre entrava na sessão exasperada e com o coração partido. "Sou uma idiota", me dizia. "Não sei o que eu estava pensando. Vou ficar sozinha para sempre."

Quando Carla era criança, seu pai estava sempre bêbado, preocupado com outras mulheres ou ambos. A mãe passava a maior parte do tempo no trabalho ou no quarto. Carla tentava chamar a atenção dos pais fazendo apresentações de dança na sala e trazendo bons boletins para casa. Embora o descaso não tivesse nada a ver com Carla, mas com as limitações de seus pais, a mensagem que ela recebeu foi essa: ela nunca foi o suficiente. Carla começou a se ver como indigna do tempo e da atenção das pessoas. Sua conversa interna negativa refletia seu ambiente.

Quando adulta, seu crítico interno a seguiu. Ela atraiu parceiros românticos que a negligenciaram e a ofenderam. Em vez de um recital de dança, ela estava agora apresentando um tipo diferente de ato. Ela dizia e fazia o que eles queriam, dormia quando eles dormiam, comia quando eles comiam. Sua conversa interna negativa a levou a subestimar a si mesma e supervalorizar os homens que mal a notavam. Carla não sabia por que agia daquela maneira e lutava para romper o padrão.

Uma grande parte do amor-próprio envolve trazer consciência para os padrões de comportamento que nos machucam. Assim que se conscientizou de sua conversa interna negativa e identificou sua fonte, ela foi capaz de desafiá-la, em vez de segui-la cegamente por caminhos perigosos. Como disse Carl Jung: "Até que você torne o inconsciente consciente, ele comandará sua vida e você o chamará de destino". Carla agarrou seu destino com as próprias mãos, identificando sua conversa interna negativa e tornando-a consciente. Com a consciência recém-descoberta, ela saberia quando isso aconteceria novamente e estaria pronta.

Amor-próprio na prática

A conversa interna negativa nem sempre soa negativa. Às vezes, pode soar como um consultor motivacional ajudando-o a manter a vida nos trilhos. Por esse motivo, nem sempre é fácil identificá-la. Uma das formas mais sorrateiras de conversa interna negativa é a linguagem perfeccionista. O perfeccionismo é seu pior inimigo, mas pode se disfarçar de amigo. Às vezes, seu perfeccionista interior parece encorajador, até gentil. Cuidado. O perfeccionismo é um grande obstáculo entre você e o amor-próprio. Ele pode inviabilizá-lo antes mesmo de você tentar algo.

Os perfeccionistas pensam que menos falhas levam a mais amor-próprio. Mas o perfeccionismo apenas promove o ódio de si mesmo. Isso transforma sua humanidade em algo para se envergonhar. Atrás de todo perfeccionista existe alguém angustiado. A voz que se recusa a aceitar suas falhas pode estar tentando protegê-lo do julgamento externo, mas, no processo, causa muitos danos internos. As feridas infligidas são mais profundas do que qualquer validação externa que possa consertar. Quando seu perfeccionista interior lhe disser que descanso é preguiça, erros são falhas e rugas são inaceitáveis, lembre-se disto: seu treinador perfeccionista não é seu amigo e as opiniões dele não são fatos.

Eis um truque: tente personificar seu perfeccionista interior, dando-lhe um nome, visualizando-o ou vestindo-o. Minha cliente chamou seu crítico interno de Stefan. Ele era um decorador de interiores que parecia o Tim Gunn do *Project Runway*, mas Stefan tinha sotaque britânico. Stefan era extremamente peculiar. Ele odiava quando ela dizia algo errado em um encontro ou deixava um prato sujo na pia. Minha cliente aprendeu a rir de Stefan, até mesmo a zombar dele.

O perfeccionismo é apenas uma forma de conversa interna negativa. Há também o preocupado, a vítima e o culpado. O preocupado cria ansiedade ao imaginar os piores cenários. *O que eles vão pensar de mim? E se eu for rejeitado? E se eu disser algo errado?* A vítima lhe diz que você não está progredindo, que nunca vai mudar e que há muitos obstáculos no seu caminho. E o culpado julga e critica constantemente seu comportamento. Não importa o que a voz diga, quando ela estiver alta demais para ser ignorada, só há uma coisa a fazer: responda.

Da próxima vez que seu crítico interno lhe disser que seus colegas de trabalho acharam sua apresentação ruim e você é incapaz de fazer um trabalho melhor, não se limite a acenar em silêncio. Responda! *Ninguém é perfeito. Fiz o melhor que pude e tenho orgulho do que conquistei.* Se a voz negativa começar a falar em termos absolutos, pergunte-se: *eu realmente nunca faço nada certo ou apenas me descuidei?* Isso pode parecer artificial ou até bobo no começo, mas abordar seu crítico interior o ajudará a cultivar o amor-próprio.

MOMENTO DE PRATICAR

A conversa interna negativa é o resultado da internalização de experiências dolorosas. Não nascemos com uma voz negativa em nossa cabeça. Isso foi aprendido. Essa voz afeta nossas decisões, nosso comportamento e nossos pensamentos. Ela pode sabotar relacionamentos e sonhos. Para superar a voz negativa, temos que saber como diferenciá-la da voz que promove nosso crescimento e bem-estar.

Primeiro, identifique o que a voz nociva está lhe dizendo e lembre-se de que tudo o que você ouve é um reflexo de experiências passadas, inseguranças ou medos, não a realidade. Tente escrever esses pensamentos em segunda pessoa. Por exemplo, *Eu nunca serei digno de amor* pode ser escrito como *Você nunca será digno de amor*. Agora, personifique essa voz. Dê-lhe um nome e um rosto. Agora que você exteriorizou a voz e identificou o que ela está dizendo, é hora de enfrentá-la.

Verifique o que a voz está dizendo. Ao fazer isso, pratique a compaixão e evite as ideias absolutas. O crítico interno adora ver as coisas em preto e branco, mas carece de todo o gradiente colorido intermediário. Faça perguntas ou, se ele estiver abusando das boas-vindas, diga-lhe para ir embora. O objetivo é você começar a se ver separado dessa voz nociva. Se você não gosta do que ela está dizendo, peça para que vá embora.

Conversa interna positiva

Se a conversa interna negativa é como ter o pior colega de quarto do mundo, a conversa interna positiva é como viver com Tony Robbins. Como Tony disse: "Vá em frente e estrague tudo. Não tente ser perfeito, seja apenas um excelente exemplo de ser humano". Imagine ouvir *isso* toda vez que você sai pela porta! Assim como a conversa interna negativa, a conversa interna positiva é um monólogo interno. Mas, em vez de ser crítica, a voz é gentil, compassiva e encorajadora.

A conversa interna positiva não serve para se desculpar pelas más escolhas. Você ainda precisa se responsabilizar, mas com compaixão, bondade e perdão. Você causará bagunça com frequência. Essa é a vida. Mas se você puder encorajar em vez de dissuadir, consolar em vez de afligir e respeitar em vez de denunciar, estará praticando uma conversa interna positiva.

Mesmo que você se torne um especialista em conversa interna positiva, é normal se rebaixar de vez em quando. A conversa interna positiva não o livrará totalmente do seu sofrimento e nem sempre é uma habilidade fácil de aprender, mas vale a pena tentar. Na verdade, é necessária. Sem ela, muitas pessoas recorrem ao autoflagelo como meio de aperfeiçoamento próprio, esperando que a autopunição atinja os resultados que procuram. Mas o fato é que isso só causa mais vergonha e maiores obstáculos.

O amor-próprio e a conversa interna positiva andam juntos. Você não encontrará um sem o outro. Amor-próprio é fazer escolhas que apoiem sua evolução emocional, mental e espiritual. Quando faz escolhas positivas *para* si mesmo, você tem pensamentos positivos *sobre* si mesmo.

É difícil cultivar uma conversa interna positiva quando você continua tomando decisões que têm efeitos negativos a longo prazo. Você não promoverá o amor-próprio mantendo relacionamentos tóxicos, fofocando ou se esforçando demais no trabalho. Isso é autoabuso, e o autoabuso é o combustível para uma conversa interna negativa. Se você fizer escolhas baseadas no amor, e não no medo ou no ódio, e se fizer isso o suficiente, seu mundo externo começará a espelhar seu mundo interno e seus relacionamentos com os outros refletirão o relacionamento positivo que você tem consigo mesmo.

A conversa interna positiva não deve validar más decisões. Se você perdeu um prazo porque ficou acordado até tarde bebendo muitos negronis, poderá acordar com mais do que uma simples ressaca. Você terá de enfrentar o seu chefe, a quem deverá explicar por que está usando a roupa de ontem. Merecemos nos divertir, mas também precisamos tomar decisões com sabedoria. A conversa interna positiva é o resultado de viver com integridade. Se você diz que vai fazer algo, faça. As escolhas que têm efeitos positivos em nossa autoimagem, como cumprir nossas responsabilidades, também têm efeitos positivos em nossa conversa interna.

Ter uma conversa interna positiva não significa que você nunca comete erros. É importante não se envergonhar se bebeu negronis demais. Você é humano, o que significa que é perfeitamente imperfeito. A chave é reconhecer o que aconteceu e assumir o seu papel sem remoer sobre o que teria feito diferente. Se você acidentalmente enviou um texto comprometedor para a pessoa errada no trabalho, não precisa se trancar no banheiro do escritório. Aquele momento de puro terror em que você pensa em fugir pela escada de incêndio não acontecerá, e você usará o poder da conversa interna positiva para contornar a sensação de constrangimento e descobrir uma boa solução para uma situação muito humana e muito ruim.

Influências passadas

A conversa interna positiva é o resultado de se sentir seguro. Quando é seguro fracassar, é mais fácil se recuperar dos erros. Crianças criadas por cuidadores autoritários podem ter dificuldades em se sentirem seguras para assumir riscos ou serem elas mesmas. A paternidade punitiva, fria ou indiferente pode fazer com que a criança sinta vergonha ou insegurança. Por outro lado, os cuidadores que são calorosos, receptivos e autoconscientes têm maior probabilidade de criar filhos que se sintam à vontade para reconhecer seus erros e aceitar suas falhas. Quando o adulto responde com apoio e compaixão, a criança aprende a se aceitar e se perdoar.

Se você cresceu em um ambiente onde seus erros foram abordados com curiosidade, perdão e aceitação, é mais provável que você se trate com amor e respeito como adulto. As crianças que se sentem apoiadas e encorajadas, *principalmente* quando erram, sentem-se seguras para seguir em frente. Elas crescem entendendo que o caminho adiante não passa pelo julgamento, mas pelo amor. Amor-próprio. E quando o amor é dado a uma criança sem termos e condições, ela aprende que seu valor não está relacionado a seus fracassos *ou* sucessos.

Belo conceito, certo? Uma família amorosa, solidária e encorajadora para edificar você. Infelizmente, muitos de nós crescemos sem essa segurança e esse apoio. Em vez disso nos encontramos em ambientes tóxicos, criados por cuidadores que fazem o seu melhor, mas são incapazes de nos prover o amor e a atenção de que precisávamos. O lado positivo? Embora não possamos mudar o passado, *podemos* mudar nossa realidade presente. Nunca é tarde para retreinar nossos pensamentos. A chave para uma conversa interna positiva é a consciência, não um passado perfeito.

Influências do presente

A conversa interna positiva não é apenas uma recompensa quando você fez algo bom ou quando seu penteado ficou bonito. É um modo de vida. Para cultivar uma conversa interna positiva e transformá-la em um hábito diário, você deve abandonar a expectativa de que a vida deveria ser diferente do que é. Pratique abrir mão das expectativas aceitando-se onde você está, em vez de desejar estar em outro lugar. Por exemplo, se você perceber que está interrompendo seu parceiro depois de prometer que não o faria, pode se desculpar e seguir a conversa novamente ou interrompê-lo uma segunda vez para falar sobre como está desapontado consigo mesmo.

Algumas coisas você pode mudar, outras estão fora de seu controle. Se você acordar e descobrir que está chovendo lá fora, pode cancelar seus planos ou pegar um guarda-chuva antes de sair. O que quer que esteja acontecendo no momento presente oferece uma oportunidade para você se adaptar. Adaptar-se ao momento presente é como uma musculação para sua vida emocional. Quanto mais você conseguir se adaptar, mais positivo você se sentirá. Construir resiliência ao que está acontecendo aqui e agora levará a uma maior confiança. Se não puder mudar sua situação atual, você tem duas opções: duvidar de sua capacidade e ir contra a corrente, ou acreditar que pode lidar com isso e largar os remos.

A história de Alícia

> Alícia passava por uma reabilitação. Ela estava em abstinência de álcool havia nove meses. Embora ainda trabalhasse como garçonete, tinha muita esperança em sua capacidade de resistir à tentação diária de beber. "É difícil dizer não?", perguntei a ela.

Ela se sentou ereta e me olhou diretamente nos olhos. "Sou maior que meu vício", disse ela com firmeza, e então afundou no sofá. Depois de uma longa pausa, seus olhos encontraram os meus novamente, mas, desta vez, estavam tranquilos. "Eu sei que posso fazer isso. Eu realmente acredito em mim mesma", murmurou.

Embora Alícia possa ter pensado que isso era uma conversa interna positiva, ela estava apenas se permitindo tomar más decisões. Eu temia que, ao manter seu emprego de garçonete, ela estivesse seguindo um caminho perigoso. Alícia estava usando reforço positivo para validar escolhas arriscadas, em vez de ser honesta sobre o que precisava: distanciar-se das substâncias que pretendia abandonar.

Infelizmente, Alícia teve uma recaída algumas semanas depois. Quando ela me disse que ainda não havia largado o emprego, perguntei se ela achava que estava permitindo o mau comportamento por meio do reforço positivo. "Eu estava tentando me motivar", lamentou ela.

"Veja", eu disse, "o primeiro passo para a cura é aceitar onde está o ponto de partida. Amor-próprio significa ser real consigo mesmo da maneira mais amorosa possível. Esforçar-se para servir bebidas o dia todo é autopunição. Dê a si mesma uma permissão para ir devagar."

Um dia, quando nossa sessão estava terminando, Alícia me entregou um pedaço de papel. As palavras *a cura leva tempo* foram escritas em um recibo antigo. "É o meu novo mantra", disse ela, sorrindo. Algumas semanas depois, Alícia largou o emprego. Ela está sóbria há dois anos. Guardei o antigo recibo com o mantra de Alícia escrito no verso e emoldurei. Olho para as palavras desbotadas quando preciso ser lembrada de falar comigo mesma com bondade e compaixão, quando esqueço que o primeiro passo para a recuperação é encontrar-se onde você está.

Amor-próprio na prática

Pode ser difícil distinguir entre positividade tóxica e conversa interna positiva. A positividade tóxica impede que você chegue à raiz de um problema, encorajando-o a ignorar ou reprimir seus sentimentos. Pior, faz você se sentir envergonhado por ter uma experiência humana normal. Frases como *Pare de se sentir triste*; *Você deve ser grato pelo que tem*; ou *Tudo de que preciso é uma atitude alegre* são exemplos de positividade tóxica.

Por outro lado, a conversa interna positiva promove a cura e o crescimento por meio da autocompaixão e da aceitação. A conversa interna positiva pode soar como *Faz sentido que eu me sinta assim* ou *Isso é muito difícil, mas tudo bem*. A conversa interna positiva visa aumentar sua confiança diante da adversidade, enquanto a positividade tóxica nega e minimiza sua experiência. Não há nada de amoroso em colocar um sorriso no rosto quando você precisa chorar muito debaixo do chuveiro. A positividade tóxica pode levar à vergonha de experimentar todo o espectro das emoções humanas. Quando estamos apaixonados por nós mesmos, permitimos que uma conversa interna positiva nos ajude a aceitar e validar nossa experiência autêntica em sua totalidade, não apenas a parte bonita.

O questionário da página a seguir foi desenvolvido para ajudá-lo a discernir melhor entre o diálogo interno positivo e a positividade tóxica. Não se preocupe em acertar a resposta. A intenção é auxiliá-lo a identificar padrões de pensamento inconscientes. Circule a resposta que melhor representa uma conversa interna positiva.

MOMENTO DE PRATICAR

A fofoca é como aquela terceira xícara de café antes das 10 horas da manhã. Pode nos energizar naquele momento, mas há sérias consequências para a saúde. A fofoca é o resultado de nos compararmos com os outros, o que prejudica tanto a nós mesmos quanto aos que estão ao nosso redor. Mesmo que pareça que o foco está em outra pessoa, os pensamentos que temos sobre os outros são resultado de crenças e inseguranças que temos sobre nós mesmos.

A realidade é que, se você procurar algo errado em outra pessoa, é provável que também encontre em si mesmo. A fofoca perpetua o diálogo interno negativo. Para adquirir o hábito de uma conversa interna positiva, considere se livrar das fofocas. Comece falando positivamente sobre os outros. Deixe de lado a necessidade de comentar sobre as decisões, estilo de vida ou qualquer outra coisa sobre outra pessoa. Como desafio adicional, veja se consegue ficar livre de fofocas por quinze dias.

QUIZ

1. Você foi demitido inesperadamente e está totalmente chocado. Você se superou na profissão ao longo dos anos, e, para piorar a situação, seu chefe há dez anos lhe deu a notícia por *e-mail*. Para aceitar o ocorrido, escolhe dizer a si mesmo:

    a. Tudo acontece por uma razão. Não guarde rancor.
    b. Leve o tempo que precisar para se curar. Essa é uma pílula difícil de engolir, mesmo que seja algo bom.

2. Você está se sentindo mal porque, devido a uma pandemia global, não pode ver seus entes queridos nas festas de fim de ano. Acaba se sentindo tolo por reclamar de passar um feriado sozinho, enquanto outros estão de luto pela perda de familiares e amigos. Para se consolar, diz a si mesmo:

    a. Chore. Mesmo que o próximo ano seja diferente, este ano realmente foi uma droga.
    b. Mantenha-se positivo. É para isso que servem os bate-papos *on-line*!

3. Você tem duas opções: permanecer no seu emprego confiável, mas insatisfatório e monótono, ou desistir e abrir seu próprio negócio. Você tem lutado para tomar uma decisão. Então diz a si mesmo que:

    a. Outras pessoas sequer têm um emprego, você deveria ser grato por ter essas opções.
    b. Só porque alguém mataria para ter sua vaga não significa que o seu desejo de sair seja menos válido.

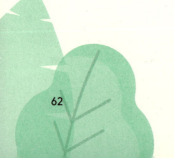

Amor-próprio na prática

4. Você acabou de levar um fora – no seu aniversário. O que você diz a si mesmo?

   a. Rejeição é redirecionamento! Supere e siga em frente!
   b. Você vai ficar bem no final, mas vai levar um tempo para se curar. Não precisa se envergonhar por cancelar planos para chorar no travesseiro.

5. Você acabou de fazer sua primeira grande apresentação profissional e não foi muito bem. Durante o almoço, sua colega de trabalho pergunta como você se saiu. Você diz a ela que:

   a. Tudo acontece por uma razão. Esse é o combustível para arrasar na próxima apresentação.
   b. Está desapontada por ter cometido alguns erros, mas fez o melhor que pôde. Ninguém é perfeito.

RESULTADOS DO QUIZ

Pergunta 1:
a. Positividade tóxica
b. Conversa interna positiva

Pergunta 2:
a. Conversa interna positiva
b. Positividade tóxica

Pergunta 3:
a. Positividade tóxica
b. Conversa interna positiva

Pergunta 4:
a. Positividade tóxica
b. Conversa interna positiva

Pergunta 5:
a. Positividade tóxica
b. Conversa interna positiva

CAPÍTULO 4

O eu como um todo

Em termos simples, saúde e bem-estar são uma abordagem holística para a satisfação geral de uma pessoa, enraizada no entendimento de que cada pessoa é um ser dinâmico, nos âmbitos físico, emocional, psicológico e espiritual. Você pode pensar nesse equilíbrio como um conjunto – ou uma homeostase – de todos os elementos que afetam a experiência humana. Com esse entendimento, podemos começar a praticar hábitos diários que criem um equilíbrio ideal em nosso corpo e mente.

Aproximar-se do equilíbrio, ou dessa sensação de totalidade, é uma questão de sobrevivência. Mas e se quisermos prosperar? Prosperar envolve alinhar nossas ações com valores que impactam positivamente em nós mesmos e nos que estão ao nosso redor. Este capítulo não trata de alcançar um conjunto de metas restritivas. Aqui nos concentramos em trazer intencionalidade e um senso de propósito à maneira como você nutre a mente, o corpo e a alma, não como entidades separadas, mas como facetas de um todo integrado.

Saúde física

A fisicalidade é uma dimensão do bem-estar total. A saúde física, então, pode ser definida como um estado livre de doenças, enfermidades ou ferimentos em seu corpo físico. Mas a saúde física é mais do que a ausência de doença. Ela é o gerenciamento de nosso estado geral de ser.

Rita, 75 anos, veio me ver depois de ser diagnosticada com câncer de mama em estágio 4. Ela sabia que a quimioterapia era uma opção, mas desistiu. Disseram-lhe que suas chances de recuperação eram mínimas e que a quimioterapia a impediria de realizar suas atividades regulares durante o precioso tempo que lhe restava. Apesar do diagnóstico, Rita se sentia energizada, fazia caminhadas comunitárias cinco dias por semana, tinha uma dieta balanceada e nunca bebia mais do que duas taças de vinho de uma só vez. "Sei que as coisas não parecem boas, mas me sinto saudável", Rita me disse. "Quero continuar fazendo as coisas que me ajudam a sentir bem."

Revisar nossa definição de *saúde* para levar em conta o gerenciamento de doenças, em vez de apenas a ausência delas, permite que as pessoas definam seu estado de bem-estar fora de qualquer diagnóstico. Quando expandimos a definição de saúde, nos libertamos de rótulos que podem ou não estar relacionados à nossa experiência real. Basta olhar para Rita. Ela identificou o que *poderia* controlar e, ao fazê-lo, começou a viver um estilo de vida "saudável" de várias maneiras. Ela nutriu o corpo, a mente e o espírito de forma alinhada com seus valores.

Ver sua saúde física maior do que seu diagnóstico é uma grande expressão de amor-próprio. Rita sabia o que estava enfrentando. O câncer apresentava metástase, espalhando-se para outros órgãos vitais, mas ela conseguiu enxergar além de seus exames de ressonância magnética. "Estou perfeitamente saudável, tirando o câncer", dizia Rita, soltando uma gargalhada barulhenta. Ela era bem-humorada, e a ironia não passou despercebida por ela. Rita sabia que sua saúde física ia muito além de um prontuário.

O estado de nossa saúde física está indissoluvelmente enraizado no amor-próprio. Se continuarmos a praticar o autocuidado diante das adversidades, nossa saúde física se tornará mais do que uma doença isolada. A saúde física, no sentido mais amplo, é aceitar as coisas que você não pode mudar e mudar as coisas que você pode. Rita sabia que seu tempo era precioso, o que exacerbou sua vontade de praticar o amor-próprio.

A definição holística de saúde física não se concentra excessivamente nas coisas que você não pode controlar. Sentir-se fisicamente saudável e ter uma doença crônica ou terminal nem sempre são mutuamente exclusivos.

Saúde é equilíbrio. E o amor-próprio é fazer escolhas que apoiem seu bem-estar físico sem comprometer sua liberdade emocional, espiritual e psicológica.

Influências passadas

Estudos publicados pelos Centros de Controle e Prevenção de Doenças (CDC) mostram que as adversidades na infância podem ter impactos prejudiciais na saúde física a longo prazo. A adversidade na infância refere-se à negligência, ao abuso ou trauma e também pode sugerir problemas socioeconômicos, como pobreza, atraso na educação ou desemprego dos pais. Doenças crônicas, envelhecimento acelerado e até morte prematura podem ser rastreados até as adversidades da infância.

Isso significa que, se você passou por qualquer uma dessas circunstâncias prejudiciais, terá problemas de saúde inerentes ou morrerá cedo? De forma alguma. Mas você pode ter mais obstáculos a superar para alcançar uma boa saúde, nenhum dos quais é sua culpa. Ter empatia por nossa origem e entender como o passado molda nosso presente faz parte do processo de cura.

Influências do presente

O americano médio é bastante estressado. O trabalho e as obrigações familiares tendem a ter precedência sobre o bem-estar físico. Um estudo do CDC descobriu que, embora 95% dos americanos acreditem que cuidar da saúde é importante, apenas 23% dos adultos priorizam a prática de exercícios adequadamente. Todos nós já estivemos exaustos e sobrecarregados, imaginando como vamos fazer o jantar, terminar nosso trabalho e ajudar nosso filho a fazer uma maquete de um hábitat de selva – tudo antes das 21 horas. O verdadeiro problema é que temos de fazer tudo sozinhos. É impensável pedirmos ajuda!

A verdade é que fatores sistêmicos, como desigualdade financeira, racismo, incapacidade física, *status* de imigração, idade, sexualidade e gênero desempenham um grande papel na forma como cuidamos de nosso corpo. As pessoas ricas também adoecem, mas o acesso a tratamentos preventivos de saúde ou terapias caras não cobertas pelo convênio médico as ajuda a obter melhores resultados com a saúde. Grandes mudanças sociais são necessárias para ampliar o acesso ao atendimento para todas as pessoas, mas, para o propósito desta análise de amor-próprio, é importante focar no que podemos fazer agora.

Embora a boa saúde seja afetada por muitos fatores externos, como localização geográfica, falta de moradia e pobreza (entre muitos outros fatores sistêmicos), é importante lembrar que pequenas ações ajudam muito no autocuidado. Pequenas coisas, como beber bastante água, fazer pausas regulares quando estiver sentado, comer alimentos ricos em nutrientes e passar tempo na natureza desempenham um papel importante no modo como nos sentimos confortáveis em nosso corpo físico. Esses ajustes podem fazer uma enorme diferença em sua saúde física, especialmente quando se trata de gerenciamento de estresse. Mas isso não significa que podemos deixar de prestar atenção no modo como cuidamos de nós mesmos.

Embora possa parecer que comer com atenção, fazer exercícios e dormir mais de cinco horas por noite seja um sonho distante, saiba que é possível priorizar sua saúde com uma agenda exigente. Mudanças aparentemente pequenas, como fazer caminhadas regulares ou limitar o tempo de exposição às telas antes de dormir, têm efeitos positivos duradouros em sua saúde física. Permita-se meditar por cinco minutos ou pare de responder a *e-mails* em um horário razoável. Você só tem um corpo – e ele é seu – para nutrir.

A história de Jasmine

Jasmine havia acabado de concluir o doutorado em engenharia civil e estava prestes a iniciar uma bolsa de pós-doutorado. Seu bebê sentia cólicas e sua mãe, recentemente diagnosticada com demência, não podia mais viver sozinha. Com a mãe em casa, Jasmine e o marido foram relegados ao quarto de hóspedes, onde o bebê também dormia – ou *não*. Quando eu conheci Jasmine, ela tinha olheiras e queda de cabelo. Ela não conseguia se lembrar da última vez que havia se sentido ela mesma. "Desculpe", disse ela, esfregando as têmporas. "Estou com uma forte enxaqueca."

Diminuí as luzes, convidei-a a deitar-se no sofá e servi-lhe um pouco de água. "Jasmine, quando foi a última vez que você comeu?", ela bebeu a água. "Ou bebeu alguma coisa?", acrescentei timidamente. Continuei com gentileza: "Quando foi a última vez que você dormiu a noite toda, saiu ou tirou um dia de folga?", ela olhou vagamente para o teto. Eu tentei mais uma vez. "Jasmine, você comeu alguma coisa hoje?" Uma única lágrima escorreu por seu rosto. "Não sei", respondeu ela.

Jasmine havia esquecido de colocar a máscara de oxigênio. Ela estava tão ocupada cuidando dos outros que mal notou o declínio de sua saúde física. Mas percebeu que, se quisesse ser uma boa mãe, parceira e filha, teria que fazer do autocuidado sua principal prioridade. Jasmine também sabia que, se não se comprometesse a mudar de comportamento, todas as áreas de sua vida continuariam em sofrimento.

Ela começou a correr por trinta minutos todas as manhãs e levou a mãe para uma casa de repouso. Realizou exames de sangue e começou a tomar suplementos. Seu cabelo voltou a crescer, e ela se sentiu animada com sua carreira novamente. Aprendeu a fazer pausas quando precisava e reduziu as horas de trabalho. Nas palavras de Anne Lamott, "quase todas as coisas funcionarão novamente se você desligá-las por alguns minutos – inclusive você".

Amor-próprio na prática

Somos uma cultura impulsionada pelo autossacrifício. As mulheres, em particular, são reverenciadas por colocar o trabalho, a família e as obrigações sociais em primeiro lugar. Um estudo publicado pelo Pew Research Center descobriu que as mulheres gastam consideravelmente mais tempo em tarefas domésticas do que os homens. Outro estudo conduzido pela Universidade de Oxford relatou que as mães americanas casadas gastam *duas vezes* mais tempo com tarefas domésticas e cuidados com os filhos do que os pais casados, *mesmo que tenham um emprego em tempo integral*. Por causa dessa divisão de gênero depreciativa, as mulheres devem conscientemente arranjar tempo para si mesmas, aprender a dizer não e a ignorar a culpa e o julgamento que assombram a maioria das que priorizam o autocuidado.

Tive uma cliente que trabalhava oitenta horas por semana com dois filhos pequenos em casa. Ao ser hospitalizada por exaustão e desidratação, ela foi recompensada pelo chefe com um pequeno bônus. "Na verdade, fui celebrada por colocar em risco minha saúde física", ela me disse. "Mal cobriu minha conta do hospital."

Em uma sociedade que valoriza o lucro acima do bem-estar, muitos de nós nos sentimos pressionados a escolher o trabalho em vez do tempo com a família e o tempo com a família em vez de um tempo conosco mesmos. Nossa lista interminável de tarefas cria um senso persistente de urgência. Os cardiologistas Meyer Friedman e Ray Rosenman cunharam o termo *doença da pressa* depois de perceber que muitos de seus pacientes sofriam de "uma luta contínua e uma tentativa incessante de realizar ou conseguir mais e mais coisas ou participar de mais e mais eventos em cada vez menos tempo". Eles sentiram que a correlação entre o aumento da doença coronariana e a doença da pressa era indiscutível. A doença da pressa aumenta os níveis de cortisol, o que pode causar problemas de saúde a longo prazo, colesterol alto e coagulação sanguínea acelerada.

Como a maioria das doenças físicas, a doença da pressa é o resultado de assumir compromissos demais. Quando as obrigações profissionais e familiares prevalecem sobre o autocuidado, colocamos nossa saúde em risco. Embora receber uma hora extra de pagamento possa parecer mais importante do que dar um passeio, fazer pausas ao longo do dia pode evitar o esgotamento a longo prazo, sem mencionar os altos custos médicos. Se você está adiando ir ao médico, fazer uma viagem de um dia ou passar um tempo na natureza, pergunte-se: *por que estou disposto a sacrificar minha saúde em benefício de alguém ou de alguma coisa?*

Da próxima vez que se vir nessa situação, diga em voz alta para si mesmo: *Pare!* Respire fundo pelo nariz, expire pela boca.

Observe o que acontece com seu corpo quando você faz uma pausa para reiniciar. Que pensamentos surgem? Sua atitude ou perspectiva mudou? Faça uma autoanálise. Você precisa fazer uma caminhada? Comer alguma coisa? Continuar respirando fundo? Pequenos momentos como esse o trazem gentilmente de volta ao seu corpo e mudam o foco para você.

É contraproducente colocar sua saúde física em segundo plano para ser mais produtivo em outras áreas, pois, quando sua saúde física sofre, tudo é sofrimento. O tempo é finito. Temos um limite de horas no dia. Certifique-se de que parte desse tempo seja dedicada ao autocuidado.

MOMENTO DE PRATICAR

As rotinas, se as cumprirmos, são ótimas. Mas sejamos honestos: é um desafio encontrar disciplina para seguir uma rotina, porque a vida é corrida, imprevisível e complicada.

Estruturas rígidas de qualquer tipo geram mais remorso. É por isso que aprender a ouvir e honrar o que o corpo precisa é uma meta mais sustentável e de longo prazo. Adquira o hábito de se autoavaliar ao longo do dia. Defina lembretes em seu telefone para dar pausas e perguntar ao seu corpo o que ele deseja. Você está com fome, cansado, inquieto? Pratique sentir intuitivamente suas necessidades e retribua ao seu corpo aquilo de que ele precisa. E se você tropeçar e cair, não se sinta sozinho. Todos nós tropeçamos de vez em quando. Dê-se um abraço, sacuda a poeira e dê a volta por cima. Amanhã é um novo dia.

ESPIRITUALIDADE E AMOR-PRÓPRIO

De um modo geral, a espiritualidade pode ser definida como nossa busca por um significado e propósito fora do mundo material. A espiritualidade pode nos ajudar a reconhecer nosso valor inerente. Dessa forma, é uma versão expansiva do amor-próprio. A espiritualidade nos ensina que o simples fato de ter uma experiência humana nos torna unidos, valiosos e amados.

Em última análise, ser uma pessoa espiritual é amar a si mesmo e aos outros. Trata-se de se abrir para novas perspectivas e ver além de sua visão limitada. Trata-se de evitar julgamentos, curar-se dos vícios e fazer o que considera o seu bem maior. Sem um senso mais profundo de conexão e propósito, a vida tem pouco significado além do mundo material. A espiritualidade é uma fonte profunda de potencial infinito.

O caminho espiritual deve ser expansivo, revelador e terapêutico. No entanto, quando você não consegue superar um impasse mental ou emocional, é útil avaliar se suas ideias e práticas espirituais o estão ajudando a processar problemas emocionais ou a encobri-los.

Algumas pessoas evitam lidar com sentimentos dolorosos ou feridas não cicatrizadas, buscando alívio em explicações espirituais excessivamente simplistas, como *Viva sua vida*. Outros se distraem do problema fazendo sessões de ioga ou tomando psicodélicos. Isso não quer dizer que essas ferramentas não possam ser úteis. A chave é descobrir se a prática o está levando mais fundo em sua jornada espiritual ou simplesmente contornando a ferida.

Quando contornamos espiritualmente nossas feridas, pulamos as etapas necessárias para realmente nos curarmos e crescermos. Ao evitarmos as coisas, reprimimos sentimentos desconfortáveis sob o disfarce de iluminação espiritual, mas não podemos superar nossa dor até que a enfrentemos.

    A espiritualidade tem como objetivo nos ensinar como nos aceitar incondicionalmente, mas muitos de nós lutamos para incorporar o amor-próprio em nossos rituais diários. Para infundir amor em sua prática espiritual, faça uma pausa antes de se sentar para meditar, faça uma aula para controlar a respiração ou vá ao seu local de culto religioso. Pergunte a si mesmo por que está fazendo isso. É para melhorar seu bem-estar mental e emocional geral ou por que você acha que deveria?

Saúde mental

Só recentemente a saúde mental e a conexão mente-corpo começaram a entrar no léxico cultural. Programas de saúde mental estão cada vez mais disponíveis em instituições educacionais e nos locais de trabalho. As conversas sobre saúde mental e como nutrir a mente e o corpo são prolíficas nas mídias sociais, em reuniões sociais e nos noticiários. Profissionais médicos, curandeiros alternativos e muitas pessoas comuns galvanizaram a importância de cuidar da mente – nosso bem-estar. No entanto, a doença mental parece mais prevalente do que nunca.

O Instituto Nacional de Saúde Mental relata que um em cada cinco adultos americanos vive com alguma doença mental e mais de 50% serão diagnosticados com uma em algum momento da vida (sem contar aqueles que ainda não foram diagnosticados).

As barreiras aos cuidados da saúde mental incluem medo de estigmatização; falta de conscientização sobre os problemas, de serviços disponíveis e de apoio financeiro; racismo; preconceito de idade; transfobia; gordofobia; cissexismo; capacitismo e inacessibilidade geográfica. Essas barreiras podem resultar em isolamento social, que é um grande preditor de saúde geral e pode estar ligado a vários transtornos psiquiátricos, incluindo depressão, ansiedade, alcoolismo, abuso infantil, problemas de sono, transtornos de personalidade e doença de Alzheimer. Também está associado a uma taxa mais alta de suicídio.

A ausência de amor-próprio é o resultado e a causa do isolamento social. A vergonha ou a baixa autoestima podem fazer com que uma pessoa se distancie das outras, o que torna quase impossível a formação de laços mais íntimos. Praticamos o amor-próprio pedindo ajuda quando precisamos. Aqueles que lutam para expressar amor-próprio talvez prefiram enfrentar seus demônios por conta própria. A ideia de procurar ajuda pode parecer assustadora e exige muita coragem. Algumas pessoas temem que, se discutirem abertamente suas batalhas com a saúde mental, possam perder o emprego, o acesso a seus filhos ou famílias ou ser rejeitadas por seu círculo social. De acordo com o CDC, apenas 25% das pessoas com doença mental sentem que os outros são compreensivos ou compassivos com sua condição.

Se você se sente julgado por outras pessoas por conta de sua saúde mental, pode sofrer de estigma internalizado. É fácil se ver através das lentes pelas quais você acha que os outros o veem. Mas não deixe que seu medo de ser rotulado o impeça de buscar ajuda. Todos nós precisamos de ajuda em algum momento. Somos criaturas interdependentes e não fomos feitos para nos curarmos sozinhos.

Apesar das barreiras aos cuidados de saúde mental, existem muitas ferramentas que você pode implementar imediatamente. Primeiro, aprenda a identificar os sinais de deterioração da saúde mental. Anote seus pensamentos, sentimentos e comportamentos quando se sentir desequilibrado e conscientize-se sobre o que seus sentimentos podem indicar sobre seu estado mental. Se você acha que algo está acontecendo, não sofra em silêncio. Converse com familiares e amigos, participe de um grupo de apoio ou converse com um terapeuta. Entre em contato com seu plano de saúde para perguntar sobre a cobertura de serviços de saúde mental, seja psicoterapia, seja aconselhamento para dependência química ou uso de drogas. Se você não tiver um plano de saúde, considere procurar por cuidados de saúde mental gratuitos ou financiados pelo governo em sua região ou participe de um grupo de apoio local. Por fim, preste muita atenção aos seus sintomas físicos e padrões de sono. A saúde física e a mental estão intimamente ligadas.

Influências passadas

Há muito se reconhece que o risco de doença mental ocorre nas famílias, o que sugere que pode ser transmitido por meio de nossos genes. Se o seu histórico familiar inclui depressão, ansiedade ou outros problemas de saúde mental, você pode estar mais sujeito a ter algum problema semelhante. Mas ser geneticamente suscetível a doenças mentais não significa necessariamente que você irá desenvolvê-las.

Décadas de pesquisa mostram que nossos genes são fortemente afetados por fatores ambientais. As ameaças ambientais à saúde mental vão muito além do nosso ambiente físico. Adversidades na infância, como testemunhar ou sofrer abuso, o suicídio de um membro da família ou crescer em uma casa com problemas de abuso de drogas podem resultar em estresse crônico, que pode levar à depressão ou ansiedade. A pesquisa feita pela Environmental Health Perspectives mostrou que esses estressores psicológicos podem interagir com nossos genes, expondo nossas vulnerabilidades à saúde mental. Se você é geneticamente predisposto a doenças mentais e enfrentou adversidades na infância, é mais provável que o gene seja ativado.

Não perca a esperança – seres humanos são criaturas incrivelmente resistentes. Mesmo que a doença mental ocorra em sua família e você tenha experimentado estressores ambientais, a maioria dos problemas de saúde mental pode ser tratada com orientação profissional, uma comunidade de apoio e um ambiente positivo.

Influências do presente

Não podemos reescrever nosso DNA, mas podemos reduzir os estressores atuais. O ambiente tem forte efeito sobre nossos pensamentos, crenças e ações. Percepções sociais, relacionamentos, profissão e estilo de vida são exemplos de estressores ambientais que afetam diretamente nossa saúde mental. Para otimizar a saúde mental, devemos levar em consideração as necessidades holísticas de corpo, mente e alma, ao mesmo tempo que reconhecemos que, para comunidades marginalizadas, existem barreiras sistêmicas que dificultam receber cuidados e atenção adequados. Trazer consciência e intencionalidade para as pequenas coisas que podemos fazer, como escolhas mais saudáveis quando se trata de dieta, estilo de vida e comunidade, pode nos ajudar a manter o equilíbrio mental e o bem-estar a longo prazo.

Quando melhoramos nosso ambiente, nossa saúde mental também melhora. Por exemplo, se você optar por um novo *hobby*, poderá conhecer pessoas com interesses semelhantes que se tornarão novas amigas. Assim, talvez um de seus novos amigos o conecte com seu futuro chefe, que o apresente a seu futuro parceiro. Uma porta leva a outra porta, que leva a muitas outras portas.

A história de Mariah

> *A história a seguir trata de abuso sexual e pode ser um gatilho para alguns leitores. Se você é mulher, passou por uma experiência de violência sexual e precisa de ajuda, entre em contato com a Central de Atendimento à Mulher – Ligue 180. Trata-se de um serviço público e gratuito do governo federal que orienta as mulheres sobre seus direitos, informa sobre os serviços existentes e encaminha as denúncias para outros órgãos.*

Mariah cresceu em uma família de cinco pessoas de classe média alta. Menina doce e jovial, ela tinha amigos que a apoiavam e ia bem na escola. Mas, logo depois que Mariah saiu de casa e foi para a faculdade, ela começou a se sentir deprimida. Ela conversou com um orientador uma ou duas vezes, mas em boa parte do tempo sofreu em silêncio.

Nossa primeira sessão foi em seu aniversário de 23 anos. Ela estava profundamente deprimida. Mal falava com a família ou os amigos, abusava de drogas e álcool e recentemente havia sido demitida.

Um dia, recebi um *e-mail* de Mariah. O assunto dizia: "Confissão". Ela explicou como havia sido molestada sexualmente por dois meninos em uma festa em sua primeira semana na faculdade. Como a maioria das vítimas de agressão sexual, Mariah se culpava. Ela manteve segredo por cinco anos, o que a levou ao isolamento social. Começou a se automedicar com drogas e álcool. Mariah me disse que se sentia mais à vontade escrevendo sobre o ataque do que falando sobre isso, então sugeri que trocássemos bilhetes. Isso durou cerca de quatro sessões, até que um dia ela entrou em meu consultório, fechando a porta atrás de si. Antes que tivéssemos a chance de nos sentar, ela anunciou que havia se juntado a um grupo de apoio a vítimas de agressão sexual.

Depois de anos se punindo, Mariah começou a falar abertamente sobre seu trauma. Falar sobre isso a ajudou a se sentir menos impotente. Ela começou a compartilhar em seu grupo de apoio, onde sua história era acolhida. As mulheres de seu grupo a ouviam semana após semana, balançando a cabeça como se dissessem "Eu também". Alguns meses depois, uma das mulheres pediu a Mariah para falar na universidade local a fim de aumentar a conscientização sobre agressão sexual. Ela concordou. Depois disso, algo mudou em Mariah. Ela deixou de se sentir envergonhada e passou a se sentir empoderada e começou a se voluntariar para uma linha direta de denúncias de agressão sexual. Por fim, ela decidiu fazer seu mestrado em serviço social para continuar ajudando as vítimas de agressão sexual.

Mariah sabia que sempre teria uma cicatriz, mas seu novo propósito deu significado à sua dor. Como disse Viktor Frankl: "O sofrimento deixa de ser sofrimento quando encontra um significado".

Amor-próprio na prática

Ainda que você ame seu trabalho, tome suplementos, nunca beba álcool, tenha um casamento feliz, um terapeuta de confiança e a predisposição genética de um Ursinho Carinhoso, ainda é muito provável que você já se sentiu ou vá se sentir deprimido em algum momento da vida. Estar vivo é um trabalho árduo. Medidas preventivas, como cuidar do corpo e praticar a atenção plena, são maneiras pelas quais você pode cuidar de si mesmo. Mas quando a tristeza fica pesada demais para carregar, é hora de pedir ajuda.

É importante lembrar que o estado de sua saúde mental não é sinal de fraqueza. Nossa cultura tende a patologizar a raiva, a dor, o ciúme, a tristeza e a ansiedade, mas essas emoções podem ser respostas apropriadas a circunstâncias externas. Muitas vezes, podemos aprender muito deixando que elas tomem conta de nós. Emoções difíceis são uma indicação de que você está passando por uma fase difícil, e, quanto mais você tenta superá-las ou se sente envergonhado por senti-las, menos energia você tem para se curar e se concentrar nas coisas que o fazem se sentir bem.

O primeiro passo? Seja gentil consigo mesmo. Pergunte-se de que você precisa naquele momento e questione-se com frequência. *Descansei esta semana? Já comi hoje? Quando foi a última vez que liguei para um amigo?*

Independentemente da circunstância, saiba que não importa quem você é ou o que você suportou, você não tem nada do que se envergonhar.

Dê a si mesmo o presente da compaixão. Amor e carinho são a forma como você extrai seu poder de situações que testam sua determinação.

MOMENTO DE PRATICAR

Quanto tempo você passa em contato com a natureza? De acordo com o DataReportal, o americano médio passa mais de sete horas olhando para uma tela todos os dias. São 24 anos da vida de uma pessoa. Apesar dos benefícios dos vídeos do TikTok que inspiram a excluir o número do ex (desta vez, para sempre), há outra ferramenta à disposição para você se reabastecer: estar ao ar livre.

Um estudo da Harvard Medical School descobriu que passar um tempo na natureza reduz o estresse, a ansiedade e a depressão. Também melhora os ciclos de sono e aumenta a sensação de felicidade e bem-estar. De acordo com um estudo realizado pela University of British Columbia, você não precisa passar horas ao ar livre para ter benefícios. Simplesmente perceber a natureza ao redor, como uma árvore no ponto de ônibus, pode ter efeitos positivos.

Nos próximos sete dias, desafie-se a fazer três pausas em sua agenda lotada para ficar ao ar livre. Não importa o que você faça – o objetivo é se conectar intencionalmente com a natureza. Você pode simplesmente se levantar da cadeira, sair e respirar fundo cinco vezes. Ou, se for demais, apenas pare para olhar o céu pela janela.

CAPÍTULO 5

Amor ao corpo

A imagem corporal é um ponto culminante dos pensamentos e sentimentos que temos sobre nosso corpo. Nossa relação com nosso corpo pode ser saudável, doentia ou algo entre esses extremos, dependendo do dia. Se está lutando com uma imagem corporal doentia, você não está sozinho e não é o culpado. Muitas vezes, a experiência do próprio corpo depende muito do que a cultura predominante diz sobre beleza, peso, altura, cor da pele, textura do cabelo, medida da cintura ou tamanho dos seios.

A ironia é que a imagem corporal tem pouco a ver com a sua aparência, mas tem relação com os seus pensamentos e a maneira como você se sente. Para construir um relacionamento saudável com seu corpo, você precisa ir mais a fundo do que imagina. Neste capítulo, você aprenderá a se reconectar com seu corpo e cultivar uma sensação inerente de calma e orgulho. Esse processo envolve entrar em contato com seu valor inato e redefinir o significado de beleza para incluir nele o que existe sob a pele.

Amando a pele que você habita

Amar o corpo, talvez mais do que qualquer outro aspecto, requer prática. É importante não nos envergonharmos com pensamentos como: *puxa vida! Por que não posso simplesmente ser mais legal comigo?* Estamos desfazendo séculos de condicionamento que nos dizem que devemos ter determinada aparência para receber amor, e isso leva tempo. A premissa para termos um relacionamento saudável com nosso corpo é a paciência. Se você diz algo menos crítico sobre si mesmo hoje em relação a ontem, já é uma melhoria.

Ficar obcecado com o número da balança, rugas na testa ou qualquer outra manifestação física de "beleza" é apenas uma forma de nos punirmos por ser algo que inerentemente não somos nem deveríamos ser! Vamos nos atentar a isso por um segundo. Por que deixaríamos *outra* pessoa decidir se somos bonitos ou não? Da próxima vez que ouvir seu crítico interno, recupere seu poder, permitindo-se amar e cuidar de seu corpo exatamente como ele é agora.

O segredo para uma imagem corporal saudável é saber que ela tem muito pouco a ver com as características físicas. É o resultado do reconhecimento das qualidades que fazem você se sentir poderoso, confiante e radiante. Ao rejeitar o ideal de corpo, podemos apreciar e aceitar nosso corpo da forma como ele é *agora*. Você é lindo(a) por natureza, por estar vivo(a) e por ser digno(a) de amor abundante. Sua existência é um milagre espetacular, hoje e todos os dias daqui para frente.

A história de Kay

"É muito desconfortável quando saio para correr, especialmente quando está calor", disse Kay, de 34 anos. Kay se assumiu como uma pessoa não binária aos dezessete anos, mas tem usado a técnica de compressão desde os doze.

A compressão é uma prática usada por algumas pessoas transgênero e não conformes de gênero para comprimir os seios. Kay costumava roubar bandagens curativas do *kit* de primeiros socorros da mãe e envolver os peitos até que mal pudesse respirar. "Eu não sabia dos riscos de usar bandagens por muito tempo, mas não era algo negociável", explicou. "Minha insatisfação com meu corpo era pior do que a dor física."

Com vinte e poucos anos, por causa de sua disforia, Kay passou a ter pensamentos suicidas e ansiedade extrema. Perguntaram ao médico sobre as implicações da bandagem, mas ele ignorou Kay, dizendo que não era seguro. Isso continuou até Kay encontrar uma rede de apoio *on-line* e descobrir que a bandagem era de fato segura, além de ser uma prática comum entre a comunidade trans e não binária, e passou a se sentir esperançosa.

"Ter seios sempre me pareceu completamente errado", disse Kay. "Não se trata de querer ou não a bandagem. Para mim é a bandagem ou o suicídio." Eu disse a Kay o quanto revelava ser uma pessoa de coragem. Kay me disse que não tinha escolha.

Hoje, Kay ensina teatro musical para alunos do ensino médio. Certo dia, a bandagem limitou sua respiração a ponto de desmaiar no palco. Kay recuperou a consciência em meio a um grupo de alunos e médicos preocupados e paralisados sobre si. Quando lhe perguntaram sobre o que aconteceu, Kay decidiu colocar em prática o trabalho realizado na terapia. "Eu enfaixo meus peitos", disse aos médicos. Os médicos franziram as sobrancelhas e os alunos começaram a sussurrar. Kay falou novamente, desta vez mais alto. "Sou uma pessoa não binária", disse, sentando-se. "Eu enfaixo meus peitos."

Kay havia usado fita adesiva naquele dia. Como havia deixado sua bandagem na casa do cônjuge, não encontrara nenhuma bandagem elástica. "Eu me atrasei para o trabalho e a opção era fita adesiva ou seios", disse Kay. Mas tudo valeu a pena para Kay, porque testemunhou, naquele dia, o efeito cascata do amor-próprio.

"Eu estava caminhando até o carro com muita vergonha, quando um dos meus alunos me chamou pelo nome. Ela me disse que estava confusa sobre a própria identidade de gênero e tentou usar bandagens, mas não sabia como e não podia pedir apoio à família", Kay sorriu. "Minha honestidade a ajudou", disse. Mas Kay também se ajudou naquele dia. Deixou de sentir constrangimento por usar fita adesiva ou desmaiar. Kay se prometeu falar abertamente sobre sua relação com o corpo. Kay queria ser o modelo que nunca teve.

Hoje, Kay lidera um clube fora da escola para alunos trans e não binários. Kay ainda vive dias assustadores e está desvendando a vergonha internalizada, mas sente que sua dor tem um propósito e sua história está sendo ouvida, mesmo que por um grupo de adolescentes confusos, assustados e empolgados no porão quente de um antigo prédio escolar. "É um bom lugar para começar", disse Kay, rindo.

"É o lugar perfeito para começar", garanti.

Influências passadas

Quando as crianças carecem de atenção, validação ou respeito dos cuidadores, elas podem frequentemente buscar validação externa. Um estudo publicado na revista *Child Abuse and Neglect* descobriu que uma alta proporção de adultos com uma imagem corporal negativa sofreu abuso ou negligência na infância.

O abuso verbal ou físico pode resultar em intensa vergonha corporal e ter efeitos negativos de longo prazo na autoestima. Uma pessoa com baixa autoestima tem maior probabilidade de se sentir insatisfeita com a aparência física e buscar confirmação externa de que merece amor.

Infelizmente, se você se identifica com isso, faz parte da maioria, pois essa situação é incrivelmente comum. A boa notícia é que, se você aprendeu a ser autocrítico, pode aprender a se aceitar. Você tem a oportunidade de ser reeducado, de mostrar a si mesmo o respeito e a apreciação que merecia, mas não recebeu.

A imagem corporal tem muito a ver com a forma como nosso corpo é percebido pelas estruturas de poder. Racismo, incapacidade física, transfobia, gordofobia e preconceito de idade são exemplos de estruturas sistêmicas que nos enviam mensagens específicas sobre quais qualidades são desejáveis. Embora essas estruturas tenham um tremendo impacto em nossa autopercepção, não somos impotentes na forma como reagimos a elas. O ônus para derrubar ou mesmo superar essas estruturas poderosas não é do indivíduo, mas é importante reconhecer como elas impactam nossa autoimagem para que, como indivíduos, possamos nos conscientizar das mentiras destrutivas que muitos de nós assumimos como verdade.

Em vez de se concentrar nas características que lhe disseram que são indesejáveis, tente apreciar as qualidades de que você gosta. Respire fundo e abrace a si mesmo por toda a dor que já suportou. Envolva os braços ao redor do peito e aperte com força. O mundo externo pode ser um lugar cruel. Mas, neste momento, você está em boas mãos.

Influências do presente

Para muitos, nosso valor está indissoluvelmente ligado a padrões de beleza idealizados. Não é culpa nossa. Você já pensou em quantas vezes se sente pressionado a mudar ou modificar sua aparência ou adotar um novo regime ou produto de beleza? Revistas, redes sociais e anúncios oferecem incansavelmente dicas sobre como ter proporções perfeitas no quadril ou nos vendem cremes para nos manter eternamente jovens. Esse tipo de mensagem implica que devemos querer mudar nossa aparência. Pior de tudo, isso leva à vergonha em relação ao corpo, ao ato de criticar a si mesmo ou aos outros com base na aparência física. Envergonhar-se do corpo cria um ciclo vicioso de julgamento e humilhação.

Um estudo publicado na revista *Body Image* relatou que a imagem corporal era o terceiro fator mais importante na felicidade das mulheres, logo abaixo das finanças e dos relacionamentos amorosos. O estudo também mostrou que apenas 20% das mulheres se sentem satisfeitas com o próprio corpo. Mas as mulheres cisgênero não são as únicas pessoas que sofrem com problemas de autoimagem corporal. Um estudo recente publicado no *Journal of Adolescent Health* descobriu que estudantes transgêneros, em comparação com estudantes cisgêneros, tinham maiores chances de tomar remédios para emagrecer, vomitar ou usar laxantes. Outro estudo publicado no *JAMA Network Open* afirmou que pessoas trans que relataram ter disforia de gênero, o sentimento de incongruência entre o gênero atribuído e o gênero vivenciado, experimentaram disforia de gênero pela primeira vez aos sete anos de idade. Os participantes do estudo compartilharam que a disforia de gênero não era uma fase passageira, e sim um sentimento que teriam que administrar pelo resto da vida.

A relação que você tem com seu corpo não afeta apenas os sentimentos de autoestima. Ela também afeta – e reflete – os relacionamentos que você tem com os outros. Se você está cercado de pessoas que têm vergonha do próprio corpo, pode ser difícil promover essa aceitação do corpo. Passar tempo com pessoas que se sentem confortáveis consigo mesmas pode ajudá-lo a apreciar mais profundamente seu corpo. Cercar-se de pessoas que o aceitam como você é ajudará no seu processo de cura. Se você sofre com sentimentos de isolamento ou vergonha, alinhe-se com as pessoas que seguem o mesmo caminho. Considere fazer parte de um grupo de apoio. A cura é o resultado de reconhecer que você não está sozinho e que é valorizado pelo que você é.

O amor ao corpo envolve ter consciência crítica sobre nosso consumo de informações. Há simplesmente pessoas demais nos dizendo como devemos nos parecer. Essas mensagens são construídas para atacar nosso "eu" mais vulnerável. Então, qual é a melhor defesa? Limite o tempo na frente das telas. Melhor ainda, faça pausas regulares e contínuas no consumo de todas as formas de mídia.

Sua autoestima é uma ameaça direta à sobrevivência da indústria da "beleza". Ao fazer pausas nas redes sociais, deixar de seguir certas contas ou cancelar a assinatura de propagandas por *e-mail*, você enfraquece as empresas que o enganaram fazendo-o acreditar que precisa de determinado produto para ser digno de amor. Não permita que vençam.

A história de Davin

> Davin se pesava várias vezes ao dia desde os quatorze anos. Ele ficou constrangido com seu corpo depois que os pais se divorciaram e passou a morar com a mãe. Sua mãe sofria com a própria imagem corporal e a alimentação desordenada e

acabava projetando isso em Davin. Quando Davin entrou pela primeira vez em meu consultório, ele foi classificado como obeso mórbido.

"Comi uma colherada de sorvete e coloquei o pote de volta no freezer", confessou Davin. Ele mordeu o lábio. "Então, não sei o que aconteceu. Fiquei tão bravo comigo mesmo por causa daquela colherada que acabei me punindo e comi tudo."

Davin se permitia pequenos prazeres e depois ouvia a voz da mãe: *você é nojento. Esse biscoito não vai deixar você mais magro. Ninguém vai querer você se estiver gordo.* Ele se sentia envergonhado, lembrando-se das palavras ásperas da mãe. Para aliviar sua dor emocional, ele comia compulsivamente.

Para Davin, comida não era o problema, mas a vergonha. Quanto mais envergonhado Davin se sentia, mais ele comia. A comida era um supressor emocional. Isso o ajudou a regular temporariamente suas emoções. Mas, em algum momento, Davin precisava parar de comer, e então a vergonha voltava, duas vezes mais forte.

Davin estava empenhado em atingir determinado peso – um peso "perfeito", na visão dele – antes que pudesse amar a si mesmo. Na verdade, ter uma imagem corporal positiva significava religar o cérebro para ver a beleza que estava ali o tempo todo. Significava silenciar a voz do opressor – isto é, sua mãe e todas as influências negativas que a prejudicaram – e sintonizar-se com sua bondade inata.

Davin começou a trabalhar a autoaceitação. Por fim, ele viu que estava preso em um ciclo de abuso porque lhe faltava amor-próprio. Para Davin, o amor-próprio significava aprender a comer intuitivamente, participar de um grupo de apoio e estabelecer limites concretos com a mãe. Ele aprendeu habilidades mais saudáveis para lidar com emoções difíceis e lentamente construiu uma tolerância a ponto de não depender mais da comida para superar um sentimento. Ele conseguiu comer de forma mais intuitiva, com paciência e gentileza. A última vez que vi Davin, mal o reconheci. Não só porque parecia diferente, mas porque se sentia diferente. Ele estava apaixonado por si mesmo.

Amor-próprio na prática

"É só um cotovelo", disse ela. "Por que eu preciso amar isso?" Mina tinha razão. *Era* só um cotovelo. Mina havia participado recentemente de um *workshop* de positividade corporal e estava irritada. Ela tinha um relacionamento tumultuado com o próprio corpo desde tempos imemoriáveis, então, quando sua amiga lhe contou sobre o *workshop*, ela decidiu tentar. Mas saiu dele se sentindo mais desesperada e frustrada do que antes.

O facilitador disse a Mina que ela precisava aprender a amar todas as partes de seu corpo se quisesse um relacionamento saudável com ele. Apesar de o facilitador ter boas intenções, Mina se sentiu desanimada. "Se eu nunca amar meus tornozelos, isso significa que estou condenada?", ela me perguntou, prendendo a respiração e se preparando para a minha resposta. Pergunta justa. Se nos ensinarem que o antídoto para uma imagem corporal doentia é amar nosso corpo, muitos de nós sentiremos que falhamos antes mesmo de começar.

Celebrar o corpo é, de maneira inequívoca, um passo positivo na direção certa, mas a retórica positiva do corpo não explica o fato de que, embora amar cada parte de si mesmo seja um bom conceito, na verdade pode gerar mais vergonha. O lado sombrio da positividade do corpo é que, mesmo que você chegue ao ponto de se sentir menos envergonhado com ele, poderá sentir vergonha por não amar todo o corpo – como o cotovelo, por exemplo.

A resposta para a cura do nosso relacionamento com nossa aparência geralmente está na busca da *neutralidade* em vez da positividade total. Assim como o amor-próprio, a neutralidade em relação ao corpo é uma questão de aceitação. Vai além do hábito de se comparar com os outros ou de se avaliar com base nas tendências de beleza predominantes. A neutralidade substitui a necessidade de se julgar a aparência, de forma positiva ou negativamente. Gastar energia tentando amar nosso estômago, cabelo ou pele ainda significa focar excessivamente nessas características. O objetivo é desapegar-se de um resultado e focar em outros atributos. Em vez de desejar dentes mais brancos, lábios mais exuberantes ou braços mais firmes, podemos nos lembrar gentilmente de como desempenhamos bem no trabalho naquela semana ou de como fomos amigos confiáveis ao longo dos anos. E se por acaso você se apaixonar pelos seus joelhos ao longo do caminho, que assim seja.

O caminho para uma imagem corporal saudável passa pela aceitação. Aprender a aceitar o próprio corpo é apenas uma parte da equação. Também precisamos aprender a aceitar que, às vezes, ainda podemos desejar que ele pareça diferente. Isso não significa que você não está fazendo um bom trabalho em amar a si mesmo. Significa simplesmente que você é humano e enfrenta uma indústria e uma cultura poderosas que se alimentam de nossas inseguranças. Amor-próprio significa ser gentil consigo mesmo quando você percebe o desejo de se maltratar. Se você se flagrar tendo pensamentos nocivos sobre sua imagem, faça uma pausa e analise esse ímpeto sem julgamento. Coisas simples como dizer "opa" quando você se flagra pensando em algo prejudicial pode redirecionar sua energia para o amor-próprio.

MOMENTO DE PRATICAR

Seu corpo não é um projeto. Em vez de se concentrar em todas as coisas que você pode consertar, tente apreciar todas as coisas milagrosas que ele faz por você todos os dias. Ao analisar o quanto nossos braços fazem por nós, podemos concluir que é muito ridículo criticá-los por não terem certa aparência. Um dos fatores de se sentir melhor com o próprio corpo envolve mudar a perspectiva. Quando você aprende a apreciar tudo o que seu corpo faz, está trabalhando para fugir dos padrões de beleza inatingíveis estabelecidos pelas corporações que buscam lucrar com sua vergonha (e com pessoas aderindo conscientemente a essas demandas externas).

Em vez de se concentrar na aparência do seu corpo, tente se concentrar em sua funcionalidade. Pode ser algo tão simples quanto se concentrar em sua respiração. Em uma cultura motivada pela aparência, isso pode parecer impossível. Mas, ao nos concentrarmos nas coisas significativas que nosso corpo nos permite fazer todos os dias, podemos começar a apreciá-las da melhor forma. Existem bilhões de células em seu corpo trabalhando duro todos os dias para que você possa digerir alimentos, curar uma ferida ou mostrar afeto a um ente querido.

Exercício escrito: liste três partes de seu corpo que são particularmente desafiadoras para você. Para cada parte, expresse gratidão por uma a três coisas funcionais que ela faz por você todos os dias. Esse exercício se aplica a todos os corpos, independentemente de sua condição ou capacidade física atual.

CAPÍTULO 6

Cuidando de quem você será no futuro

Muitos de nós chegamos ao limite, até sermos forçados a priorizar nossa saúde mental e física devido a uma doença ou colapso emocional. Cuidar do seu eu futuro exige que você se antecipe e pense de forma prática. Significa pagar as contas em dia para que no futuro você não precise se preocupar com o corte da eletricidade. Significa fazer a limpeza anual dos dentes para não precisar de tratamento de canal daqui a cinco anos. Significa encontrar um terapeuta agora para não perder a esperança mais tarde. Às vezes, significa fazer a coisa mais inconveniente e menos atraente no presente para não sofrer no futuro. Pensar em quem você quer ser no futuro leva a recompensas sólidas.

Visão do cenário

Algumas pessoas só se atentam ao autocuidado quando as coisas estão à beira do colapso, quando estão sofrendo financeiramente, quando o casamento está desmoronando ou estão acamadas com muita febre. Usar o autocuidado como último recurso é como tomar analgésicos quando já estamos com dor de cabeça. O objetivo é evitar totalmente a dor de cabeça bebendo bastante água, dormindo o suficiente e reduzindo o estresse. Cuidar do eu futuro significa olhar o quadro geral, não apenas o futuro imediato. Também significa reservar um tempo para reavaliar consistentemente suas necessidades. O que você precisava quatro anos atrás, antes de grandes eventos da vida, como uma promoção, filho ou divórcio, pode ser muito diferente do que você precisa hoje.

A verdade difícil de engolir é que o futuro é assustador porque envolve a nossa morte. Passar as manhãs percorrendo nosso *feed* de rede social poderia ser menos problemático se tivéssemos um suprimento infinito de manhãs. Mas muitos de nós gastamos tempo como se tivéssemos uma quantidade ilimitada dele, descartando qualquer coisa que aponte para a brevidade da vida humana. Em culturas que evitam o tema da morte, tendemos a falhar em cuidar de nós mesmos no futuro, porque há negação sobre nossa mortalidade. Se planejamos viver para sempre, por que precisamos romper nosso relacionamento tóxico *agora*? Por que parar de fumar *hoje*? A única forma de cuidar de nós mesmos no futuro é aceitar que ele é finito e que as escolhas que fizermos neste momento afetarão os dias que virão.

Enquanto o amor-próprio se concentra em pensamentos e sentimentos que temos sobre nós mesmos, o autocuidado se concentra em nossas ações. Se o amor-próprio diz *Eu me amo*, o autocuidado diz *Prove*. Em suma, o autocuidado é o amor-próprio na prática – os dois são inseparáveis. O amor-próprio é a energia que nos motiva a ajustar nossa vida de forma a apoiar o sucesso no futuro. Cuidar do eu futuro pode se parecer com qualquer coisa, desde a preparação da refeição de domingo à noite até o pedido de divórcio. Tive uma cliente que me disse que cuidava do seu eu futuro trocando os lençóis na noite anterior a uma viagem de trabalho para que, quando voltasse, tivesse uma cama limpa para dormir. O amor-próprio é um ótimo primeiro passo, mas, sem autocuidado, sem ação deliberada, o amor-próprio é apenas um conceito.

É importante observar que a "ação" parecerá diferente para cada um de nós. Nem todos estão dispostos ou são capazes de agir da mesma maneira. Parte do compromisso com o autocuidado significa não tentar impor seu método de autocuidado a outras pessoas que podem ter necessidades e habilidades diferentes das suas. O autocuidado envolve autorrespeito, que se traduz em respeito uns pelos outros.

Influências passadas

Nossa capacidade de cuidar do nosso eu futuro é amplamente determinada pela forma como fomos criados. Se você teve que ser responsável por seus irmãos ou pais, ou se não foi ensinado sobre quais alimentos comer ou como economizar dinheiro, por exemplo, pode ter dificuldades com as práticas de autocuidado quando adulto. Talvez você tenha sido ensinado que seus erros são fracassos e, como resultado, não se considera digno de um futuro melhor.

Em última análise, cuidar do nosso eu futuro se resume à autoestima, e muitas coisas podem influenciar a maneira como nos vemos. Violência, trauma, dificuldades financeiras, um "amigo" maldoso ou problemas crônicos de saúde podem atrapalhar a prática do autocuidado. Mas, assim como influências externas podem nos derrubar, elas também podem nos elevar. Professores, terapeutas e treinadores podem nos ensinar o autocuidado, ajudando-nos a acreditar em nós mesmos por meio de apoio, instrução e encorajamento. Quando os outros acreditam em nós, fica mais fácil acreditar em nós mesmos.

Nunca é tarde para começar a cuidar do seu eu futuro. Busque apoio, abra uma nova poupança, reduza o uso de redes sociais. Cuidar do seu futuro eu começa com pequenas decisões que você toma todos os dias.

Influências do presente

O presente e o futuro são inseparáveis. Uma pesquisa da Universidade da Califórnia descobriu que pessoas que estão mais conectadas com seu eu futuro têm maior probabilidade de adotar hábitos saudáveis e fazer escolhas melhores no presente. O estudo mostrou que pessoas que interagiam com uma imagem mais madura de si mesmas poupavam mais em comparação com as que não agiam assim.

Se você deseja que seu eu atual seja uma influência positiva para o seu eu futuro, construa uma conexão emocional com seu eu futuro. Certa vez, tive uma cliente que lutava contra a reatividade emocional. Depois de uma grande explosão, ela se sentia mal consigo mesma e se isolava no quarto como autopunição. Antes que ela disparasse uma mensagem de texto maldosa ou atacasse a mãe, pedi a ela que fechasse os olhos e visualizasse seu eu futuro, minutos após a explosão. Como ela se parecia? Estava chorando? Sozinha? Assustada?

"Eu me senti terrível por ela", me disse. "Ela estava com muita dor. Nunca mais quero fazer isso com ela." Ao visualizar seu eu futuro, ela foi capaz de cultivar a autocompaixão no momento, o que a ajudou a administrar sua reatividade emocional antes de reagir.

A história de Shayne

Shayne era analista de fundos privados. Toda a sua carreira fora construída em torno da gestão do dinheiro. Mas, quando se tratava do próprio dinheiro, ela fazia investimentos ruins e gastava valores absurdos em jantares luxuosos, roupas e férias. Não era um problema de gestão do dinheiro. Era uma questão de amor-próprio. Ela era imprudente e mergulhava em armadilhas financeiras das quais posteriormente se arrastava para sair.

Shayne não tomava cuidado com o dinheiro porque se ressentia de tê-lo. De acordo com Shayne, isso destruiu sua família. Ela culpava o dinheiro pelo vício em sexo do pai e a dependência química da mãe. A forma como sua família usava o dinheiro para resolver problemas só levava a problemas maiores no futuro, e Shayne estava repetindo o padrão.

"O dinheiro é a raiz de todos os males", ela disse um dia, com os olhos lacrimejando. Seu pai havia acabado de decretar falência e Shayne estava afundada em dívidas.

Eu respirei. "Você poderia dizer a mesma coisa sobre internet ou sexo", respondi. "O dinheiro é apenas uma ferramenta. O problema é como você decidiu usá-lo." Ela ficou imóvel, contemplativa. Perguntei a Shayne se ela já havia pensado sobre quem gostaria de ser no futuro.

"Sou mais o tipo de garota que vive o momento", declarou ela. Mas, na verdade, ela *não* estava vivendo o momento. Ela estava cheia de medo sobre o futuro – o futuro da família – desde a adolescência. Expliquei a Shayne que, se ela realmente quisesse viver o momento, não poderia estar tão mal preparada para o futuro, porque isso só cria preocupação e estresse no presente.

Pedi a Shayne para escrever uma carta de seu futuro eu para ela no presente. Que conselho seu eu mais velho e sábio daria a ela? Shayne chegou na sessão seguinte com um pedaço de papel amassado nas mãos. Ela respirou fundo, desdobrou a carta e começou a lê-la em voz alta. A carta não mencionava dinheiro – nem uma vez. O futuro eu de Shayne falava sobre comunidade, saúde, amizades, relacionamentos e propósito, todas as coisas que aumentariam sua autoestima. Seu futuro eu era um verdadeiro sábio.

Shayne rapidamente desenvolveu um senso de admiração e responsabilidade por seu eu futuro que estava enraizado no amor-próprio. Ela percebeu que teria que cultivar práticas de autocuidado que não envolvessem gastar dinheiro compulsivamente. E até abriu uma poupança. "É para o meu futuro eu", disse. Ela era rica. Não com dinheiro, mas com sabedoria, disciplina e amor-próprio.

Amor-próprio na prática

O que torna a vida luminosa não é o planejamento obsessivo ou a produtividade compulsiva, mas viver o presente com uma consciência gentil de que nosso futuro está chegando. É um equilíbrio, como todas as coisas na vida. O mundo da autoajuda nos vendeu a ideia de viver o momento, e, embora seja um conceito atraente, na verdade pode levar a problemas de saúde, dívidas financeiras e vícios. Em tese, viver no aqui e agora soa muito meditativo, quase transcendente. Mas, na realidade, ignorar seu eu futuro pode fazer com que você aja por impulso, e não com intenção.

Como cultivar o futuro que queremos sem negligenciar a beleza e a quietude do momento presente? Em outras palavras, como podemos fazer as pazes com o lugar onde estamos e ainda assim chegar aonde queremos?

Para cuidar do seu eu futuro, você deve desenvolver resiliência à dor emocional e aprender a amar a si mesmo diante de emoções difíceis. Caso contrário, você pode agir irracionalmente e tomar decisões das quais se arrependerá mais tarde. Sentimentos – especialmente os dolorosos – podem parecer fatos. Grandes emoções nos fazem experimentar uma visão em túnel, de perda da visão periférica. Não sermos capazes de lidar com emoções difíceis é o motivo pelo qual procuramos ex-parceiros tóxicos, bebemos demais ou dizemos coisas que não queremos. Cuidar do seu eu futuro se parece com esperar que o furacão emocional passe antes de tomar decisões. Eu sei, é mais fácil falar do que fazer.

Quando somos atingidos do nada por um sentimento debilitante, aquele sentimento de "isso não pode estar acontecendo", a ferramenta mais eficaz para nos ajudar é a nossa respiração. A respiração é uma das melhores habilidades para regular o sistema nervoso. Coloque a mão esquerda sobre o estômago e a mão direita sobre o coração e inspire lentamente pelo nariz, sentindo o ar descer pelos pulmões, eventualmente enchendo o estômago como um balão. Espere, observe, fique quieto. Depois expire. Pesquisas dizem que você se sentirá melhor após repetir isso quatro vezes. Faça isso cem vezes se for preciso. Acesse o poder da sua respiração.

À medida que experimenta grandes emoções, resista ao impulso de julgá-las. Em vez disso, faça um convite à curiosidade. Você desenvolverá uma tolerância a emoções difíceis quando enfrentar o desejo de reagir imediatamente. Se você acabar reagindo, não se culpe. Mesmo que tenha parado apenas por um segundo a mais do que da última vez, você já está progredindo.

MOMENTO DE PRATICAR

O primeiro passo para investir no seu futuro é estabelecer metas. Quer pagar a dívida do cartão de crédito? Economizar para comprar um carro novo? Fazer um curso de autodesenvolvimento? Você pode investir em muitas áreas diferentes de sua vida: saúde física e emocional, espiritualidade, relacionamentos, carreira ou *hobbies*. Quando você liga para seu melhor amigo, está investindo em seu relacionamento. Quando lê um livro, está investindo em seu crescimento pessoal. Quando você sai para uma longa caminhada, está investindo em sua saúde.

Estudos mostram que leva noventa dias para fazer de um hábito algo permanente. Todos os dias, durante os próximos três meses, veja se consegue fazer algo, nem que seja pequeno, para cuidar de si mesmo no futuro. Pode ser qualquer coisa, desde dar um passeio, meditar ou guardar um real na poupança. Se você perder um dia ou outro, não se preocupe. Cuidar do seu eu futuro também pode significar demonstrar compaixão por si mesmo quando tropeçar em uma pedra! O objetivo desse exercício não é você ser perfeito, mas praticar o cuidado com seu eu futuro com pequenas atitudes todos os dias até que elas se tornem rotina.

PARTE III
O mundo lá fora

CAPÍTULO 7

Família

Família é muito mais que os parentes de sangue. Pode consistir em dois ou cinquenta indivíduos, pessoas que você conhece desde sempre ou pessoas que acabou de conhecer. Sua família pode morar na mesma casa ou do outro lado do mundo. Você pode compartilhar o mesmo DNA ou vir de linhagens completamente diferentes. Para muitas pessoas, a família tem pouco a ver com onde você mora, há quanto tempo se conhecem, se são parentes ou não, e sim mais a ver com a forma como vocês se tratam. Afinal, por que o vínculo entre dois amigos que se amam seria menos legítimo do que o relacionamento entre uma família distante? A genética realmente merece tanto crédito?

O termo *família* tem significados diferentes para cada um de nós. De modo geral, a família é construída com base na premissa de amor, compromisso e lealdade. Para alguns, os animais de estimação são os membros que definem sua unidade familiar. Quer você considere que a família consiste naqueles ligados a você pelo sangue, quer você adote uma definição mais ampla do termo, a família deve significar, acima de tudo, amor e respeito.

Aquela em que nascemos

Embora existam características gerais que identificam uma família que funciona bem, como empatia, sintonia e afeto, não há uma definição simples. Existem várias crenças sobre o que constitui uma dinâmica familiar saudável, que dependem em grande parte da cultura, sociedade e geração. A saúde de uma família é incrivelmente matizada. Nem todas as famílias se parecem com as pinturas de Norman Rockwell. Algumas se parecem mais com as de Jackson Pollock: complexas, multicamadas e confusas.

Embora a família possa ser uma grande fonte de segurança, amor e apoio, a dinâmica familiar também pode produzir angústia, raiva e medo. Problemas de saúde mental, casos extraconjugais, divórcio, vício, abuso, rivalidade entre irmãos, discórdia religiosa, traição e restrições financeiras são realidades comuns. Independentemente de nossa família de origem ser perfeita ou categoricamente disfuncional, as pessoas que nos criam moldam em grande parte o modo como percebemos e reagimos ao mundo externo.

Algumas famílias preferem sentar-se em silêncio à mesa de jantar, fazendo observações em voz alta sobre a textura da couve-de-bruxelas em uma tentativa de evitar temas mais profundos que possam desencadear conflitos. Outros preferem partir para a briga, não importa onde estejam ou quem esteja ouvindo. Independentemente de sua família ser emocionalmente expressiva, reservada ou se encaixar entre esses dois tipos, a tendência é que cumpra certas formalidades, mesmo que não concordem com elas.

Falar baixinho ou achar espaço para pensar em uma família que se expressa com gritos reativos e explosivos, ou apontar o elefante no meio da sala depois que seus pais passaram anos tentando escondê-lo, pode abalar as estruturas. Quebrar os termos e condições ocultas pode levar a sérias consequências. Mas trazer o amor-próprio para a sua dinâmica familiar muitas vezes exige chacoalhar velhos hábitos. Isso envolve se expressar com autenticidade e garantir que suas necessidades sejam atendidas, sem importar os termos e as condições.

As feridas familiares são profundas. O amor-próprio é a energia que cura essas feridas e nos capacita a exercer a escolha pessoal. Isso nos ajuda a desaprender e reformular padrões de pensamento, comportamentos e ideias prejudiciais. Não podemos mudar nossa família, mas podemos usar o amor-próprio para mudar a maneira como reagimos.

Tive uma cliente, Jennifer, cuja mãe nunca lhe disse que a amava. Em retaliação, Jennifer decidiu que nunca diria à mãe que *ela a amava*. "Mas você a ama?", perguntei a Jennifer.

"Claro que eu a amo!", respondeu indignada. Jennifer não sabia que, ao sequestrar o amor que sentia pela mãe, estava extinguindo o amor que sentia por si mesma. Encorajei Jennifer a compartilhar seus verdadeiros sentimentos, independentemente da propensão emocional de sua mãe em proteger os dela. Jennifer finalmente disse à mãe que a amava em uma mensagem de texto. Ela não recebeu de volta um *Eu também te amo*, mas foi capaz de transcender seu ódio expressando seus verdadeiros sentimentos. Com sua ação deliberada, ela foi capaz de assumir um nível mais profundo de aceitação e paz dentro de si.

Muitos de nós que não recebemos um amor saudável em nossa família de origem acabamos por fechar nossos corações inconscientemente. Infelizmente, uma vez que nossos corações estão fechados, não podemos nos dar o amor que tanto desejamos de nossos cuidadores. Amar a nós mesmos geralmente significa estabelecer limites com aqueles que falharam em nos amar até nos sentirmos seguros o suficiente para reabrir nosso coração. Quando somos ensinados que "abuso é amor" ou que não merecemos a plena expressão do amor, podemos ter dificuldade em nos colocarmos em primeiro lugar. Muitos de nós sentimos que devemos algo à nossa família e que praticar o amor-próprio de alguma forma os deixará aborrecidos. Mas, quando abordamos a família desse ponto de vista, acabamos ignorando nossas necessidades e nos ressentindo exatamente com as pessoas que tentamos agradar.

Da próxima vez que você se sentir obrigado a enfrentar uma discussão acalorada, ouvir críticas ou reprimir suas verdadeiras emoções, pergunte a si mesmo quem você está tentando agradar. Praticar o amor-próprio pode parecer como priorizar o autocuidado acima do que os outros pensam, sentem ou desejam. Até mesmo a família. Muitas vidas foram sacrificadas no altar das expectativas familiares.

Influências passadas

Estudos mostram que nossa infância, desde os primeiros dias de vida, deixa uma marca indelével. É por isso que desvendar as experiências passadas pode levar a uma maior compreensão de si mesmo e nos ajudar a lidar com as dificuldades residuais emocionais e de saúde mental. Pesquisas mostram que o trauma pode passar de geração em geração, o que significa que a raiz de nossa dor e sofrimento pode retroagir até antes de nascermos. Esse fenômeno tem um termo oficial: trauma geracional.

O trauma geracional é a transmissão de eventos traumáticos que atormentam uma geração após a outra. Mesmo aqueles que não experimentaram grandes eventos traumáticos em primeira mão ainda podem herdar preconceitos, opiniões ou sistemas de crenças indesejadas de gerações anteriores. Quando você quebra o ciclo do trauma geracional, não apenas cura a si mesmo, mas também cura aqueles que vieram antes e aqueles que virão depois de você.

Algumas famílias se curam juntas indo à terapia familiar, na qual aprendem a validar as perspectivas umas das outras e a assumir a responsabilidade por suas ações. Mas, para a maioria, é uma fantasia distante. Muitos têm que fazer o trabalho por conta própria. Para quebrar o ciclo do trauma, curar as feridas e pensar por si mesmo, é preciso enfrentar os problemas sozinho. Qual seria o primeiro passo? Encontre um terapeuta ou grupo de apoio para ajudá-lo a processar seu passado e busque apoio de amigos ou selecione membros da família para encorajá-lo. Por fim, pratique o perdão, não apenas àqueles cujas ações o magoaram, mas para si mesmo.

O que aconteceu no passado não é sua culpa, mas sua recuperação é sua responsabilidade. Você quer ter certeza de que seu ambiente e seus relacionamentos atuais são estimulantes e oferecem apoio. Pode ser qualquer coisa, desde estabelecer limites firmes em seus relacionamentos até decorar sua casa para parecer um santuário.

A cura não significa que o dano desaparecerá. Você sempre terá uma cicatriz, mas as cicatrizes não são motivo para se envergonhar. Uma cicatriz significa que você sobreviveu, que saiu do outro lado mais forte e mais sábio do que antes.

Influências do presente

Explorar a dinâmica de sua família pode fornecer informações sobre os hábitos e crenças que influenciam seus relacionamentos, carreira e visão de mundo. Sua família pode esclarecer o modo como você se comporta como adulto, quem escolhe como parceiros românticos e como lida com emoções difíceis. Gostando ou não, as opiniões de si mesmo e dos outros são influenciadas por aqueles que o criaram. Para se ver com clareza, você deve ouvir sua voz interior e alinhar seu mundo externo com suas necessidades, valores e objetivos internos, livre do que sua família possa pensar, dizer ou fazer.

Carl Jung usou o termo individuação para descrever o processo de desenvolvimento de uma identidade separada da família. A individuação de nossa família é uma parte indispensável do amor-próprio, porque não há amor-próprio se não houver o eu. A individuação é o caminho para a autoaceitação, para a liberdade. Para alguns, a individuação é cíclica e nos remete às crenças e aos valores de nossa família de origem. Nem todo mundo escolhe um caminho diferente. Mas mesmo aqueles que se realinham com os próprios valores familiares devem perceber que foi uma escolha deles.

A intenção da individuação não é quebrar o vínculo, mas pensar por si mesmo, afirmar crenças pessoais e estabelecer limites claros. Se não ganhamos autonomia sobre nossas crenças e valores, corremos o risco do enredamento emocional, uma experiência em que os limites pessoais ficam difusos. Limites saudáveis são um pilar do amor-próprio, e todas as famílias saudáveis estimulam limites pessoais.

Sua família de origem é o começo da sua história, mas não precisa ser o fim.

> ### O QUE FAZER QUANDO SUA FAMÍLIA NÃO ACEITA VOCÊ
>
> Quando os membros da sua família não o aceitam como você é, pode parecer que estão rejeitando o cerne de sua existência. E, de muitas formas, eles de fato estão. Não importa quão confiante e seguro de si você seja, se sua família desaprova veementemente sua orientação sexual, seu parceiro romântico, carreira, religião ou escolhas gerais da vida, você pode achar que fez algo terrivelmente errado. Estou aqui para lembrá-lo de que você nunca esteve tão certo. Ser autenticamente você é um presente para si mesmo, para a comunidade que escolheu e para o mundo em geral. Isso não

significa que não será dolorido se sua família não conseguir conhecer o seu verdadeiro eu. Os conselhos a seguir não são abrangentes, mas devem proporcionar uma base estável para você encontrar seu equilíbrio.

1. Lembre-se: não se trata de você. Eles estão projetando seu autojulgamento e inseguranças em você.
2. Entre em contato com amigos de confiança em busca de reafirmação.
3. Junte-se a um grupo de apoio.
4. Encontre sua família por opção.
5. Estabeleça limites emocionais.
6. Evite discutir tópicos que o estressem ou esgotem emocionalmente.
7. Coloque suas necessidades em primeiro lugar.

A história de Lola

A história a seguir trata de abuso sexual e pode ser um gatilho para alguns leitores. Se você passou por uma experiência de violência sexual e precisa de ajuda, entre em contato com a Central de Atendimento à Mulher – Ligue 180. Trata-se de um serviço público e gratuito do governo federal que orienta as mulheres sobre seus direitos, informa sobre os serviços existentes e encaminha as denúncias para outros órgãos.

A risada de Lola era contagiante. Alta e gutural, ela reverberava por toda a sala como feixes de luz. Ela tinha um talento especial para o humor e, embora o usasse para desviar a própria dor, era difícil não gostar de sua inteligência e comicidade. Mas a centelha de Lola era efêmera, como fogos de artifício. Com a mesma rapidez com que acendia, ela apagava, como um motor que funde, funcionando rápido demais com pouco combustível.

Eu já estava me encontrando com Lola por cerca de dois meses antes que ela me contasse o verdadeiro motivo pelo qual me procurou. Ela e suas duas irmãs haviam sido molestadas sexualmente por um primo quando crianças. "Mas isso não é o pior", explicou. "Minha família, meus pais, eles não fizeram nada a respeito." Lola não estava mais rindo.

Durante décadas, Lola lutou muito para racionalizar a traição de sua família. Ela não queria ficar com raiva de seus pais. Eles eram tudo o que ela tinha. Como muitas vítimas de abuso sexual, ela se culpava. O primeiro passo foi desvendar sua vergonha. Lola adorava escrever, então sugeri que ela criasse uma personagem fictícia para comunicar sua história, despersonalizá-la e torná-la mais digerível. Lentamente, ela começou a cultivar a autocompaixão por meio da arte de contar histórias.

A cada semana, ela vinha com um novo capítulo. Líamos juntas, criando uma nova narrativa. Ela disse que não estava pronta para fazer as pazes com os pais, mas queria fazer as pazes consigo mesma. Expliquei a Lola que a pessoa que causou a ferida não pode ser a pessoa que cura a ferida. E assim Lola se tornou sua própria médica, vasculhando memórias dolorosas, remodelando sua narrativa e cultivando o amor-próprio.

Amor-próprio na prática

A dinâmica familiar influencia fortemente a maneira como nos vemos. Compreender o impacto que nossa dinâmica familiar tem em nossa autopercepção pode nos ajudar a identificar áreas em que lutamos para implementar o amor-próprio. Um pai rígido, um irmão com doença crônica ou um membro da família abusivo podem infligir feridas profundas. Identificar essas feridas pode nos guiar na tomada de medidas apropriadas para aprofundar nosso amor-próprio.

A falta de limites claros é um problema comum na dinâmica familiar. Você pode temer ser abandonado se disser não à sua família ou se expressar seus verdadeiros sentimentos. Talvez você tenha tentado estabelecer limites no passado e isso tenha causado conflito. Para muitas pessoas, a culpa que surge depois de estabelecer um limite é dolorosa demais para mantê-lo. Basta analisar Colette.

Colette vinha sendo a muleta da mãe desde criança, quando seu pai fugiu com outra mulher. Quando adulta, Colette achava que a coisa mais amorosa que poderia fazer era continuar servindo como sistema de apoio emocional da mãe, mas, na verdade, ela estava negligenciando a si mesma e dando poder demais à mãe.

Quando ela estabeleceu um limite pela primeira vez, sua mãe se sentiu abandonada e reagiu com raiva. Alguns pensamentos correram na mente de Colette: *ela ainda vai me amar? Isso vai mudar nosso relacionamento para sempre? Eu sou uma filha ruim?* Encorajei Colette a permanecer forte. Ela começou a perceber como se sentia mais feliz quando conversavam de acordo com seus termos. O relacionamento delas melhorou com o tempo e, no final, ambas se adaptaram ao novo ritmo.

Quando estabelecemos novos limites, as famílias podem reagir de várias formas abusivas. Elas podem continuar cruzando nossos limites, invalidá-los ou fingir que não existem. Ainda assim, você deve permanecer fiel a si mesmo. Você não está abandonando ninguém ao honrar suas necessidades.

Por outro lado, às vezes, quando culpamos nossa família pela situação atual, deixamos de assumir a responsabilidade pelas nossas próprias dores. Embora eles possam ter falhado conosco de várias maneiras, falhamos com nós mesmos quando não assumimos nossa autonomia e reconhecemos nosso impacto no presente e no futuro. Quando continuamos a culpar a família por nossa situação, damos poder às mesmas pessoas que nos prejudicaram. Eles podem ser um grande motivo pelo qual estamos onde estamos, mas cabe a nós fazermos escolhas diferentes que nos levarão a um caminho mais saudável. É algo poderoso quando retomamos o controle daqueles que o tiraram de nós. *Sim, você me machucou, mas eu não vou me machucar mais.*

Você não escolheu a família em que nasceu e certamente não tem culpa das coisas ruins que lhe aconteceram, mas você é forte, merecedor e conta com apoio, além disso, tem o poder de dizer como as coisas irão se comportar de agora em diante. Em vez de procurar obstáculos, comece a procurar soluções. Você tem poder para decidir sobre o quê? Se o seu pai é verbalmente abusivo, seu irmão o intimida ou sua mãe julga suas escolhas de vida, talvez você possa limitar o tempo que passa com eles ou escolher momentos em que esteja mentalmente forte o suficiente para atender a uma ligação. Começou com eles, mas termina com você.

MOMENTO DE PRATICAR

Quando a dinâmica familiar nos afeta, é comum recorrermos inconscientemente a uma lista de respostas automáticas. Raramente esse tipo de resposta revela vulnerabilidade ou

> compaixão. Frequentemente, ela leva a tentativas fracassadas de nos defender ou nos proteger. Conscientizar-se sobre a maneira como reagimos aos gatilhos induzidos pela família é vital para curar feridas e cultivar o amor-próprio.
>
> Da próxima vez que se sentir afetado, experimente fazer uma pausa. Interrompa a conversa, dê uma caminhada ou desligue o telefone gentilmente. Se vocês moram sob o mesmo teto, sugira ficar na casa de um amigo, reserve um hotel ou faça uma viagem curta. Se nada disso for possível, não subestime o poder de um banho quente ou de uma longa caminhada. Você não deve se envergonhar por dar um tempo a si mesmo. Uma pausa permite que você se realinhe com seus valores e volte ao seu centro para que possa ver a situação com novos olhos.

Aquela que criamos

Família é um conceito abstrato. É maleável, fluido e expansivo. Em suma, é o que fazemos dela.

Embora a cultura ocidental tenha uma definição mais restrita do termo, em outras partes do mundo a família é composta por mais do que seus membros nucleares. Em muitos lugares, a família é comunitária, unida pela necessidade, e não por laços de sangue ou casamento. Termos como *tia*, *tio*, *irmão* e *irmã* são usados para significar laços fortes entre pessoas que não compartilham a mesma genética. Em comunidades poliamorosas, a família se espalha por várias linhagens, em vez de apenas duas.

O que constitui família é mais do que sangue, casamento, adoção ou o que existe entre as paredes de uma casa familiar. *Família* costuma ser um termo adquirido, definido ao longo do tempo. Uma *família escolhida* saudável consiste em uma rede de pessoas que demonstram apoio e amor genuínos umas pelas outras. A família que escolhemos não é necessariamente atribuída *a* nós, mas é sempre escolhida *por* nós.

O amor-próprio desempenha um grande papel na família escolhida que criamos. Aqueles que carecem de amor-próprio são mais vulneráveis a comportamentos autodestrutivos, que incluem conversa interna negativa, comparação ascendente ou medo da intimidade. Sem amor-próprio, podemos escolher pessoas tóxicas que afirmam nossa autoimagem negativa. Se tivermos baixa autoestima, é provável que nossos laços mais íntimos sejam construídos com base no ciúme, na manipulação e no desespero. Por outro lado, aqueles que cultivaram o amor-próprio estão mais aptos a criar a família escolhida com base no amor, respeito e aceitação.

Mesmo que você estabeleça limites com sua família de origem, isso não significa que limitar as crenças pessoais deixará de influenciar a família que você escolher. Muitas vezes, só é possível cultivar uma família escolhida apoiadora depois de criarmos espaço e tempo suficientes para nos individualizarmos de nossa família de origem. Se você identificar padrões doentios em sua família escolhida que imitam traços prejudiciais de sua família de origem, talvez você esteja atraindo o que é familiar. Conscientizar-se desses padrões é o primeiro passo para escolher algo diferente.

Influências passadas

Ninguém escapa ileso da infância. Embora não possamos simplesmente mascarar um passado doloroso com um futuro brilhante, podemos, até certo ponto, reinventar nossa família. Como disse o autor de *Até as vaqueiras ficam tristes*, Tom Robbins: "Nunca é tarde para ter uma infância feliz". Tenho certeza de que alguns discordariam de Tom. Afinal, o que está feito, está feito. Mas a mensagem parece dizer que não precisamos viajar no tempo até o passado para ter uma segunda chance de experimentar alegria, realização e segurança.

Como adultos, *podemos* recapturar os sentimentos de excitação, invencibilidade e brincadeira em nossa família escolhida e preencher qualquer tempo que nos resta com amor e apoio. Isso pode, no mínimo, trazer mais significado à nossa infância, ou até mesmo nos permitir revivê-la inteiramente. Nossa segunda chance de compor uma família pode não compensar a dor e a perda que sentimos em nossa família de origem ou substituir os laços maternos ou paternos rompidos, mas a família que escolhemos é nossa melhor chance de desenvolver um sentimento de pertencimento e reparação do passado.

O problema é que, apesar de algumas pessoas trabalharem duro para fugir de sua família ou de sua origem, elas acabam atraindo a mesma dinâmica na família que criam. É raro alguém escapar do abuso e ir direto para um ambiente amoroso. Nós, humanos, somos atraídos pelo que é familiar, porque gostamos de poder prever o que está por vir. Mesmo os adultos que experimentaram as menores adversidades na infância podem ficar presos em dinâmicas relacionais doentias que parecem familiares. Só porque podemos escolher nossa família não significa que estamos conscientes ou capacitados o suficiente para fazer escolhas saudáveis.

Construir uma família amorosa exige consciência sobre o que o está impedindo de receber ou atrair isso. Você só pode curar a ferida se souber que ela existe. Ao desvendar as crenças de infância que atrasam sua vida, você pode quebrar o ciclo de abuso e criar uma comunidade próspera e solidária.

Influências do presente

Uma família escolhida exige tempo e energia. Se você se esgotar em outras áreas da sua vida, como no trabalho, não terá mais energia para criar ou manter a família que escolheu. O primeiro passo é estar ciente de como, onde e com quem você gasta seu tempo.

Ambientes tóxicos não estão exatamente lotados de candidatos esperançosos por uma família ideal, do tipo "faça você mesmo". Se você deseja que a família que escolheu seja amorosa, gentil e respeitosa, convém alinhar seu ambiente com sua visão mais abrangente. Como você gosta de passar o tempo? Existem atividades específicas que o satisfazem? Ao cultivar intencionalmente a família escolhida, você não está apenas praticando o amor-próprio, mas também criando novas tradições e aprendendo novas perspectivas que serão transmitidas às gerações seguintes.

A família escolhida não precisa necessariamente substituir os relacionamentos com parentes biológicos, mas aprimorar e expandir seu sistema de apoio para atender às suas necessidades emocionais e físicas.

Ao contrário das famílias de origem, as famílias escolhidas estão sempre mudando. É raro uma pessoa permanecer no mesmo grupo social desde a adolescência até a velhice. O objetivo dessa experiência humana é evoluir e crescer, e nem todos crescem juntos. Marcos importantes como divórcio, sobriedade ou mudança de carreira podem impactar drasticamente quem tem um lugar à sua mesa. Às vezes, é melhor ter algumas cadeiras vazias do que uma casa cheia. Sua função é garantir que suas escolhas atuais apoiem um ambiente que atraia o tipo de pessoa com quem você pode contar para ter alegria, enriquecimento mútuo e amparo.

Você nunca sabe quando poderá conhecer um novo membro da família escolhida. Alguns encontros podem acontecer por acaso, em um evento de trabalho ou no aniversário de um amigo. Outros podem exigir mais intencionalidade, como ingressar em um grupo de apoio LGBTQ+, participar de eventos locais ou se inscrever em um clube de leitura. Sua turma está lá fora, você só precisa procurar nos lugares certos.

A história de Alejandro

> Alejandro foi adotado nas Filipinas quando tinha três anos por um casal americano caucasiano. Quando era criança, seu pai adotivo voltava para casa bêbado e gritava com ele por deixar os brinquedos espalhados ou esquecer de arrumar a cama. Embora nunca tenha encostado um dedo em Alejandro, as palavras do pai deixaram feridas visíveis. Na manhã seguinte a um episódio explosivo, seu pai começou a chorar para Alejandro, lamentando suas atitudes. "Ele segurava meu rosto em suas mãos gigantes e calejadas e me dizia o quanto me amava", disse Alejandro.
>
> Obter amor-próprio é especialmente difícil quando não sabemos como é um amor saudável. Alejandro foi abandonado duas vezes – primeiro, fisicamente, por sua mãe biológica, que o deixou em frente a uma igreja. Depois, emocionalmente, por seu pai adotivo.
>
> Alejandro aprendeu que a família iria abandoná-lo em seus momentos mais vulneráveis ou usá-lo como um saco de pancadas humano. Não surpreendentemente, ele sofreu isolado por muito tempo até os seus trinta e poucos anos. Apesar dos encontros íntimos ocasionais, Alejandro se mantinha solitário. Ele dava desculpas para não ir ao *happy hour* com os colegas de trabalho, evitava sair mais de uma vez com a mesma pessoa e conversava apenas com Chris, seu amigo de infância que sabia

que não devia perguntar a Alejandro o motivo de ele não ir para casa no Natal ou onde ele havia nascido.

Um dia, Alejandro leu uma reportagem citando os efeitos negativos do isolamento social. Ele me ligou no dia seguinte para agendar uma sessão. "Eu nunca tive uma família", disse Alejandro, olhando para os sapatos. "Não sei a que lugar pertenço. Não sou filipino. Não é junto com meus pais adotivos. Me sinto tão sozinho." Quando somos crianças, introjetamos o abuso de nossos pais. Ao pensar na mãe biológica que o havia deixado na igreja ou no pai que o atacava verbalmente, Alejandro se culpava. Um dia, perguntei a Alejandro se ele achava que merecia uma família. "Não", ele respondeu.

Trabalhei a autocompaixão em Alejandro. Eu o encorajei a conversar com sua criança interior para desenvolver empatia por sua situação, em vez de julgamento ou culpa. Com o tempo, Alejandro desenvolveu amor-próprio, coragem e força suficientes para se abrir à possibilidade de criar uma família mais amorosa e solidária do que ele jamais poderia imaginar. Antes do que esperava, Alejandro conheceu Marie. Eles se casaram um ano depois e agora têm três filhos.

Todos os anos, recebo um cartão de Natal de Alejandro. Ele diz sempre a mesma coisa: *da nossa família para a sua, desejamos um Feliz Natal*.

Amor-próprio na prática

A ideia de uma família escolhida pode ser emocionante, esperançosa e fortalecedora, especialmente se você não teve apoio emocional e validação de sua família de origem. No entanto, podem surgir padrões de pensamento inconscientes quando você começa a cultivar seu círculo interno. Ao se conscientizar sobre essas crenças, você pode remover possíveis obstáculos entre você e sua família escolhida.

Quando você se dá bem com uma nova pessoa imediatamente, pode ser tentador se apegar. Conhecer alguém com quem você se conecta é um grande alívio, especialmente se passou anos se sentindo sozinho. Mas os sentimentos intensos que surgem no início de um novo relacionamento podem ser enganosos. Você pode pensar, *Tenho muito em comum com essa nova pessoa. Ela realmente me entende! Isso deve significar que estamos destinados a ficar próximos.* Mas, na empolgação de uma amizade florescente, você pode deixar de reconhecer os sinais de alerta. Em vez de mergulhar fundo, é melhor ir devagar e permanecer aberto: *é ótimo que eu me conecte com essa pessoa em diversos níveis, mas ainda há coisas a aprender sobre ela. Estou animado, mas vamos ver como isso se desenrola.*

Se você aprendeu com sua família de origem que tinha que suprimir ou esconder certas qualidades para ser aceito e amado, também pode tentar esconder seu verdadeiro eu de sua família escolhida. Tente identificar quais características você esconde dos outros. Por que você tem vergonha dessas características? Onde você aprendeu que não era seguro ser você mesmo? Você está com medo de não ser legal, divertido ou atraente o suficiente? Lembre-se: sua turma ideal vai te amar pelo que você é. O objetivo de escolher sua família é que você não precisa fingir ser alguém que não é.

Esteja você escapando de abuso, julgamento ou negligência, ou apenas procurando expandir seu círculo íntimo, sua família escolhida é uma oportunidade de experimentar amor e aceitação incondicionais.

MOMENTO DE PRATICAR

Expandir sua família escolhida exige tempo e reflexão. Uma comunidade espiritual, alcoólicos anônimos ou um *workshop* pode ajudá-lo a se conectar em torno de algo profundo. Ter um *hobby* é outra ótima maneira de aumentar sua família. Certa vez, tive uma cliente que começou a praticar escalada e conheceu seu marido e melhor amigo na mesma academia.

Se você está confuso a respeito de onde começar, tente escrever uma lista de qualidades específicas que você procura em sua família escolhida. Talvez você goste de viajar ou estar ao ar livre. Ou talvez você simplesmente precise se conectar com pessoas que passaram por experiências semelhantes com as quais você pode se relacionar.

Escreva duas ou três atividades que você pode compartilhar com outras pessoas de alguma forma. Você pode participar de um clube do livro, oficina de redação ou até mesmo perguntar a alguém passeando com os cães no parque se deseja tomar um café.

O que você pode fazer esta semana para começar a formar uma comunidade? Tome nota à medida que avança: você está animado para se envolver com pessoas que compartilham seus mesmos valores e interesses? Ou você se sente bloqueado ou ansioso? Reservar um tempo para avaliar como você se sente a respeito de formar uma comunidade é um bom passo para entender como e por que seus padrões sociais existem.

CAPÍTULO 8

Amigos

A amizade é um dos frutos mais doces da vida. Alguns até argumentam que é mais importante do que o amor romântico. Quem já escapou do fundo do poço com o incentivo de um amigo sabe quão poderosa pode ser essa fonte de amor, reflexão e apoio incondicional.

O que consagra a amizade entre duas pessoas é o nível de intimidade emocional e psicológica que as une. Nos dias de hoje, parece que seguir alguém nas redes sociais é suficiente para solidificar uma amizade, mas até que ponto podemos conhecer alguém através de uma imagem com filtros e uma legenda de 125 palavras? A cultura contemporânea da internet despojou a palavra de seu significado usando *amigo* para descrever pessoas com quem não compartilhamos nenhuma intimidade.

Identificar e cultivar a verdadeira amizade exige que saibamos discernir entre um amigo e um conhecido e entre a verdadeira conexão e a falsa intimidade. Talvez o mais importante seja nossa predisposição a sermos vulneráveis. Vamos explorar isso.

Amigo ou conhecido?

Podemos não concordar com a definição de amizade e talvez tenhamos critérios diferentes, mas identificar a diferença entre um amigo e um conhecido é uma parte importante de saber onde investir nossa energia. A verdadeira preocupação é se podemos compartilhar nossas imperfeições ou, de maneira vulnerável, admitir uma derrota. Como disse o poeta David Whyte: "Um amigo conhece nossas dificuldades e sombras e permanece à vista, um companheiro para nossas vulnerabilidades".

A verdadeira amizade é baseada no respeito a si mesmo. O respeito a si mesmo – reconhecimento de nosso valor intrínseco – é a pedra angular do amor-próprio. Aqueles que carecem de respeito por si mesmo podem estar em relacionamentos superficiais com pessoas que não os compreendem verdadeiramente. Ou pior, eles podem se envolver em "amizades" tóxicas com pessoas que os criticam ou desrespeitam.

Aqueles que se respeitam são mais propensos a ter relacionamentos carinhosos, satisfatórios e amorosos. Tendemos a escolher amigos que tenham crenças semelhantes às nossas. É mais fácil e menos desconfortável dessa forma. Se alguém com baixa autoestima faz amizade com uma pessoa confiante, pode sentir ciúmes ou se sentir ameaçado por sua autoconfiança, duas emoções que podem destruir rapidamente um relacionamento. Sem amor-próprio, pode ser difícil comemorar as vitórias ou conquistas de um amigo sem sentir inveja. Para cultivar uma amizade mutuamente respeitosa e solidária, ambas as pessoas devem se sentir seguras o suficiente para sustentar seu amor uma pela outra, independentemente dos próprios desafios pessoais.

Muitos de nós ficamos ansiosos para experimentar as recompensas da verdadeira amizade, mas nosso medo de sermos abandonados por causa de nossas imperfeições pode obstruir o caminho para a conexão íntima, e, portanto, podemos recorrer à interação em um nível superficial e chamá-la de amizade. É importante lembrar que a revelação do nosso eu imperfeito não afetará a opinião de um verdadeiro amigo a nosso respeito. A amizade é o espaço em que podemos despir a nossa fachada. A verdadeira amizade requer a cessação do falso eu. Ela exige que elucidemos nossos eus menos atraentes e mais genuínos na esperança de sermos totalmente vistos e compreendidos por outro ser humano. Submeter-nos a tal exposição é um risco que pode resultar em rejeição ou abandono. É por isso que o amor que sentimos por nós mesmos deve ser mais forte do que o medo da rejeição.

Uma pessoa que cultiva o amor-próprio sabe que a rejeição é uma parte inevitável da vida autêntica – onde alguém, em algum lugar, talvez não entenda você. Mas a amizade não pode ser forçada, e haverá muitas pessoas com quem você não se conectará. O amor-próprio é a energia indestrutível que o ajuda a permanecer aberto mesmo quando sentir que tudo foi desligado ou quando uma centelha se apaga inesperadamente.

A mistura de emoções que fazem o coração pulsar e preenchem a alma, surgida na esteira de uma amizade antiga posta à prova, é inigualável. Como disse Ralph Waldo Emerson: "Não desejo tratar as amizades com delicadeza, mas com a mais dura coragem. Quando elas são reais, não são como fibras de vidro ou uma geada, mas são a coisa mais sólida que conhecemos".

Influências do passado

Para muitos de nós, o círculo de amigos de infância era formado por outras crianças da mesma idade com quem era divertido brincar. Mas nossas primeiras amizades nos deram mais do que apenas alguém para nos acompanhar no lanche. São os relacionamentos que nos ensinaram a ter intimidade com os outros. Eles nos ajudaram a desenvolver habilidades sociais e emocionais e aumentar nosso senso de pertencimento.

Pesquisas mostraram que quase 50% das crianças com barreiras emocionais e comportamentais acham difícil interagir com os colegas. Essas dificuldades da infância são levadas para a idade adulta. Um estudo publicado na *European Child and Adolescent Psychiatry* descobriu que "adultos que não tiveram amigos de infância tinham maior probabilidade de dificuldades psicológicas do que aqueles com pelo menos um amigo".

Diversos fatores levam as crianças a se isolarem. Mudanças frequentes, divórcio, abuso doméstico ou *bullying* podem dificultar, se não impossibilitar, a conexão com os colegas. De acordo com um estudo publicado no *Journal of Adolescent Health*, o *bullying* afeta mais de 35% das pessoas, incluindo aquelas que sofrem, as que praticam e as que testemunham o *bullying*. Isso leva à baixa autoestima e a sintomas de ansiedade mais tarde na vida e pode resultar em problemas de confiança.

Existem muitas razões pelas quais você pode ter lutado para fazer ou manter amizades quando criança, mas isso não significa que está destinado a fracassar nas amizades adultas. Como adultos, temos mais liberdade para escolher as pessoas com quem queremos passar nosso tempo livre. Ao se envolver em atividades em grupo em torno de seus interesses ou ter um encontro para um café, você já deu mais um passo para atrair pessoas com interesses semelhantes.

Para promover relacionamentos genuínos e amorosos como adultos, devemos aprender a reconhecer nosso valor. Comece cultivando um relacionamento com alguém. Por exemplo, um terapeuta em quem você pode confiar. Como disse o psiquiatra Irvin Yalom: "É o relacionamento que cura". Ao buscar e receber apoio e validação, você começará a reconstruir lentamente a confiança em si mesmo e nos outros.

Influências do presente

Amizades são diferentes de outros laços íntimos. Ao contrário dos relacionamentos familiares ou românticos, não estamos vinculados aos nossos amigos por meio de um contrato jurídico ou DNA compartilhado. Podemos escolher nossos amigos, e é por isso que as amizades são tão especiais. É por isso também que são suscetíveis a rompimentos abruptos ou ausências prolongadas. É provável que você não passe semanas sem falar com seu cônjuge, mas muitos de nós passamos meses ou mais sem nos conectar com amigos. Como as amizades não são unidas da mesma forma que outros relacionamentos íntimos, elas geralmente são as primeiras a serem atingidas quando a vida fica agitada.

O trabalho e a família nos levam a diferentes partes do mundo, nossas listas de tarefas ficam mais longas e outras prioridades ganham precedência. Fazemos tentativas vãs de manter amizades distanciadas por oceanos, fusos horários, estilos de vida e horários de trabalho, mas muitos de nós naturalmente começamos a colocar nossa energia em outro lugar conforme o tempo e a distância aumentam. Essa é uma realidade infeliz porque a falta de amizade é prejudicial para o tecido social de nossa vida. Mesmo assim, muitos de nós subestimamos o papel que essa falta de amizades desempenha em nosso bem-estar.

Como as amizades são mais suscetíveis a forças externas, é importante selecionar algumas pessoas de cada vez para dar foco e nutrir esses laços de formas simples, mas significativas. Só porque os amigos perdoam mais rapidamente nossa ausência não significa que eles não vão sofrer por falta de amor e atenção. Relacionamentos, assim como as pessoas, precisam de enriquecimento. A amizade é uma doce responsabilidade. É a cola que nos mantém unidos quando o resto do mundo desmorona.

A história de Sasha

Sasha entrou em nossa sessão e se jogou no meu sofá; sua saia rosa inflou como um paraquedas enquanto ela caía nas almofadas. Ela suspirou, lamentando as exigentes demandas da vida social enquanto digitava no telefone, alheia à minha presença. *Aham*. Limpei a garganta. Nada.

"Sasha", eu disse em voz alta. Ela levantou os olhos, perplexa, como se tivesse entrado sonâmbula em meu consultório e acordado de repente. Assim que finalmente consegui sua atenção, ela se lembrou de suas aventuras sociais da semana, que muitas vezes se transformavam em discursos bombásticos sobre seu novo amigo ou alguma outra pessoa, cuja festa recente havia sido a melhor festa a que ela já fora, e como seus novos amigos eram os *mais legais*.

Os amigos de Sasha eram, evidentemente, pessoas *muito* importantes, com um quê de celebridade, cujo *status* social ajudava, favoravelmente, a levantar o dela. Sasha tinha muitos desses amigos. Novos nomes toda semana. Difícil de acompanhar, mesmo para ela. Mas, quando perguntei a Sasha sobre sua família, ela desconversou. "Nada importante", ela dizia. Se eu perguntasse sobre o namorado dela, ela reviraria os olhos e me diria que ele estava bem.

Eu sabia que Sasha precisava muito de uma conexão. O pai de Sasha era membro do alto escalão da marinha, frequentemente transferido para novas bases. "Nossa família sempre foi jogada de um lugar para outro como um pão na padaria", ela me disse. Com o tempo, descobri que a mãe de Sasha sofria com a saúde mental, encontrando consolo apenas em programas diurnos de televisão. Quando Sasha tentava chamar a atenção da mãe, ela enfiava a mão na carteira sem tirar os olhos da tela, entregando a Sasha uma nota de vinte dólares. A base de seu relacionamento era uma transação.

Sasha aprendeu que não podia confiar em ninguém além de si mesma. A inexperiência dizia para ela não se aproximar muito de alguém, com medo de ser rejeitada. Mas seu método de proteção, embora tivesse um motivo, estava lhe causando dor.

Um dia, Sasha invadiu meu escritório. Ela estava chorando. "Terminei com meu namorado e não sei para quem ligar", disse soluçando.

"E os seus amigos?", perguntei, esperançosa.

"*Que* amigos?", retrucou. Nós duas já sabíamos a resposta para a pergunta dela.

Inclinei-me para a frente. "É assustador dar às pessoas um assento permanente em sua mesa porque, se elas forem embora, você terá que olhar para a cadeira vazia e sentir a dor de sua ausência." A sala estava silenciosa. Sasha conhecia bem a sensação. Eu estava essencialmente descrevendo sua infância. "Mas ninguém está acima da necessidade de ter amigos de verdade."

Sasha começou a entender sua vida passada. Ela começou a compartilhar seus segredos e inseguranças comigo, o que, consequentemente, tornou mais fácil para ela se abrir aos outros. Parou de encher sua agenda com festas e se esforçou para ter "encontros de amigos". Eles nem sempre funcionavam, mas sua confiança e vulnerabilidade recém-descobertas a ajudaram a se recuperar mais rapidamente. Ela cultivou a paciência e deixou as armadilhas de lado. Permitiu se encontrar e finalmente experimentou o abraço seguro da verdadeira amizade.

Amor-próprio na prática

Se você acha que ficou mais difícil preencher as lacunas em seu círculo social à medida que envelhece, não está sozinho. De acordo com a psicóloga Marisa G. Franco: "Os sociólogos meio que identificaram os ingredientes que precisam estar presentes para que possamos fazer amigos organicamente, e eles são a interação contínua não planejada e a vulnerabilidade compartilhada".

À medida que entramos na idade adulta, encontros espontâneos e reuniões ininterruptas são escassas e muito esporádicas. Temos que arranjar tempo de forma consciente para construir e manter amizades. Quanto tempo exatamente? Um estudo publicado no *Journal of Social and Personal Relationships* descobriu que leva cerca de noventa horas para que uma amizade verdadeira se desenvolva e incríveis duzentas horas para se tornar um amigo íntimo.

Para muitos adultos ocupados, achar cinco minutos para passar o fio dental nos dentes pode parecer uma tarefa impossível. Reservar duzentas horas para tomar um café com alguém está simplesmente fora de questão. Você não tem nenhuma culpa pela sua vida social não ser o que era antes. Se você mudou de cidade, mudou de carreira, teve um filho ou evoluiu de forma geral abandonando velhos hábitos, é natural perder a conexão com velhos amigos. Se quiser se reconectar, pode entrar em contato para explicar sua ausência e o desejo de reacender a amizade e ver a resposta que recebe. Mas, se não sentir mais uma conexão, não há problema em seguir em frente. Talvez você volte mais tarde.

Cultivar e nutrir amizades adultas, sejam elas novas, sejam antigas, exige vulnerabilidade. É comum que as pessoas que têm poucos ou nenhum amigo tenham vergonha de sua situação, fazendo com que se isolem ainda mais. É preciso confiança, coragem e vulnerabilidade para se abrir às pessoas. A falta de qualquer uma dessas coisas pode dificultar o início de um relacionamento ou até mesmo a abertura para um.

Em vez de se perguntar *se eles vão gostar de você*, tente se perguntar *se você gostará deles*. Você tem autoridade sobre quem permitirá entrar em sua vida. Além disso, se você está preocupado demais imaginando se será aceito pelos outros, talvez esteja deixando de se perguntar se está realmente interessado em buscar um relacionamento com eles.

Você pode pensar nos motivos pelos quais pode ser rejeitado antes mesmo de tentar. Você pode estar pensando que está fazendo bem a si mesmo filtrando a quantidade de informações que compartilha, ou sendo hipervigilante a respeito de como você é percebido, mas essa mentalidade apenas o impede de ser autêntico. A amizade genuína é construída sobre a vulnerabilidade, e, se você esconder quem você é logo no início, nunca se sentirá seguro para ser você mesmo.

Tente pensar na rejeição como um processo de filtro. Se você não serve para eles, eles não servem para você. Só porque alguém não concorda com você não significa que haja algo errado contigo. Respire fundo (sério, pare e respire) e aceite que nem todo mundo vai querer ser seu amigo. *Olha só!* A pior parte já passou. Assim como qualquer outro relacionamento, às vezes simplesmente não dá certo, e tudo bem.

Não importa quem você é ou qual é o seu histórico de amizades, a dúvida e a insegurança são sorrateiras para entrar em nossa psique. Se você não receber uma resposta a uma mensagem de texto ou se sentir arrasado ao ver uma foto de um encontro recente para o qual não foi convidado, é tentador achar algo horrível em si mesmo para que a rejeição percebida faça sentido. *Por que não fui convidado? Será que eu falo demais?* Quando nos sentimos rejeitados ou excluídos, é normal nos julgarmos como incapazes.

Em vez de presumir que seu amigo está com raiva de você, pense que ele poderia estar ocupado e simplesmente se esqueceu de responder à sua mensagem. Em vez de presumir que sua amiga não queria você no churrasco dela, lembre-se de que na semana passada você disse a ela que estava ocupado demais com o trabalho para socializar. Tente enxergar o cenário como um todo. Eles *sempre* ignoram suas mensagens ou é algo mais recente desde que tiveram um bebê? Racionalizar a situação não significa que você não deva se sentir magoado. Independentemente do motivo, ser ignorado, dispensado ou deixado de lado é doloroso e você tem todo o direito de se expressar. Um verdadeiro amigo abrirá espaço para seus sentimentos e fará um esforço conjunto para resolver sua mágoa ou vulnerabilidade. A amizade aceita a pessoa por inteiro, não apenas a versão polida.

MOMENTO DE PRATICAR

Não importa se está tentando manter uma amizade ou criar uma nova, as amizades levam tempo. Uma das formas mais produtivas de cultivar amizades autênticas é encontrar um *hobby* que sirva de porta de entrada para uma nova comunidade de amigos. O objetivo é localizar essa porta de entrada para uma nova comunidade de amigos em potencial.

Depois de encontrar seu *hobby*, comprometa-se a praticá-lo pelo menos uma hora por semana. Se você gosta de cerâmica, dedique as noites de quarta-feira a essa atividade. Consistência é a chave. Se depois de um mês você perceber que prefere arrancar os cabelos a dividir uma roda de cerâmica com a Carol, sem problemas! Apenas volte lá e procure outra aula ou um *hobby* diferente. O ponto é não se sujeitar a algo de que realmente não goste. Depois de encontrar algo empolgante, você pode se sentir mais à vontade para se abrir com alguém que compartilhe as mesmas paixões que você.

> Como um desafio bônus, dê mais um passo nesses relacionamentos e planeje algo juntos durante seu tempo livre. Pode ser apenas um único encontro, e tudo bem. O importante é que você exercite seu músculo da amizade.

CAPÍTULO 9

Relacionamentos amorosos

Como adultos, muitas vezes tentamos recriar o tipo de amor romântico que testemunhamos quando crianças. Mas o amor que conhecemos quando éramos crianças nem sempre era saudável, consistente ou recíproco. Quer gostemos ou não, o relacionamento de nossos pais ou o primeiro relacionamento amoroso pelo qual fomos influenciados afetará nossas crenças sobre o amor romântico até que aprendamos novas maneiras de estar em um relacionamento.

Nossas crenças sobre o amor também são muito influenciadas pelo que vemos nos filmes, ouvimos nas músicas, vemos nos tabloides ou lemos nos livros. E muitas vezes ficamos profundamente desanimados quando nossa trajetória romântica não se alinha com os relacionamentos explosivos e apaixonados que vemos na mídia. Os românticos acreditam que o ato de se apaixonar deve acontecer da mesma forma que acontece em um filme de Hollywood, de forma dramática e envolvente. Mas, com uma taxa de divórcio de 50%, talvez seja hora de desconstruir nossas crenças arraigadas ou influenciadas pela família, comunidade e mídia para descobrir onde erramos.

O problema com "a pessoa ideal"

Fomos ensinados a acreditar que o amor é um fenômeno místico e inexplicável, alcançado ao olharmos impetuosamente para um lado e para o outro até que, contra todas as probabilidades, encontramos nossa alma gêmea. Supõe-se que as "almas gêmeas" nos livrem de todo sofrimento para sempre. Embora isso seja bonito na teoria, não podemos negar que a maioria dos relacionamentos baseados apenas nessa noção romântica termina como nossos amados Romeu e Julieta: de forma rápida e trágica. A ideia da pessoa *ideal* é o epicentro de como a maioria das pessoas cria relacionamentos, mas também é uma das principais razões pelas quais os relacionamentos não duram. Não é que essa estrutura não sirva a um propósito na união de duas pessoas que se amam, mas, quando se torna a base na qual você constrói sua fundação, muitas rachaduras se tornam presentes para sustentar as complexidades e a inércia de um relacionamento duradouro.

Alguns de nós querem a história de amor dramática porque visualizamos o enredo de felizes para sempre. Mas para que uma história de amor de conto de fadas sobreviva a uma escapadinha de duas noites em que não há nada a fazer, a não ser enredar-se nos lençóis, será necessário mais do que apenas noções românticas.

Em primeiro lugar, sem uma dose saudável de autonomia, você pode ficar enredado e perder seu senso de identidade. Se você não tem um relacionamento forte consigo mesmo, pode facilmente cair em padrões codependentes. Um relacionamento codependente é aquele em que duas pessoas se tornam tão envolvidas uma na outra que não conseguem viver de forma independente. Se você está esperando que *aquela* pessoa o complete, ficará totalmente infeliz quando descobrir que desenhou outro ser humano imperfeito com base nos padrões de Hollywood de *como* ele deveria ser.

Em segundo lugar, amizade é importante, e muito. É a espinha dorsal da intimidade quando a fase da lua de mel termina. Sem amizade, há apenas romance. E o romance é imprevisível, entra e sai dos relacionamentos dependendo do dia. Você pode fortalecer sua amizade adotando um *hobby* em comum, programando um tempo de qualidade ou expressando interesse genuíno na vida um do outro. Todos nós temos uma sede inerente de plenitude, mas em algum lugar ao longo do caminho aprendemos a atribuir ao parceiro romântico o ônus de preencher nossas lacunas. Não é de admirar por que a maioria dos relacionamentos românticos fracassa. Quando você acorda ao lado *daquela* pessoa e descobre que seus problemas ainda estão lá, seu romântico interior pode tentar culpar o pobre otário dormindo pacificamente ao seu lado. "Separe-se imediatamente", diz ele. "E faça isso de forma dramática!"

Aquela pessoa é uma realidade distorcida. É uma realidade completamente carente daquilo no qual afirma ser baseada: o amor. Ela diz: *faça por mim o que eu não posso fazer por mim mesmo*. É transacional, na melhor das hipóteses. É por isso que o amor-próprio precisa preceder um relacionamento romântico, ou pelo menos deve haver consciência de que um parceiro romântico nunca será capaz de amá-lo o suficiente por vocês dois. A única forma de ter uma união saudável e duradoura é ter um relacionamento saudável consigo mesmo e com o outro, pois o segredo para uma parceria amorosa e duradoura está no equilíbrio entre união e individualidade.

Influências passadas

As versões distorcidas do amor que experimentamos quando crianças se tornam o paradigma com base no qual construímos nossos relacionamentos românticos. Embora muitos adultos realmente acreditam que estejam procurando um parceiro que os trate com respeito, empatia e validação, na verdade, muitos estão inconscientemente procurando algo familiar.

Quando procuramos alguém para nos completar, fazemos duas coisas: primeiro, exercemos pressão desnecessária e irreal sobre outra pessoa para que ela nos preencha; depois, enviamos a nós mesmos e aos outros a mensagem de que não somos suficientes. Esse sentimento de não ser uma pessoa completa e integrada frequentemente se deve ao fato de termos tido cuidadores que em algum momento fracassaram em nos apoiar e encorajar da forma que precisávamos quando éramos jovens. Por exemplo, se seus pais o criticavam quando cometia um erro, você pode ter pensado que era estúpido, incapaz ou fraco. Essas crenças desadaptadas podem fazer com que você sinta que deve provar seu valor para possíveis parceiros ao longo da vida.

Outros eventos passados que afetaram nossa autoestima, como sermos traídos ou rejeitados, também podem desencadear o desejo de se dissolver completamente em outra pessoa. É normal querer se perder na figura do casal. Contanto que você não se perca no processo, não há problema em se misturar e se alinhar com outra pessoa. É tudo uma questão de equilíbrio.

As pessoas que buscam utopias de relacionamento geralmente estão procurando fugir de si mesmas. Mas não há como fugir de nós mesmos. A forma como nos mostramos a nós mesmos é o fator decisivo no modo como nos mostraremos a quem amamos. É por isso que o amor-próprio é uma ferramenta tão vital para curar o passado. Se pudermos permanecer ao *nosso* lado, honrar *nossas* necessidades e não fugir de *nossos* medos, é mais provável que sejamos capazes de permanecer em pé no amor, em vez de cair dentro dele.

A maioria das pessoas que estão em relacionamentos saudáveis teve de aprender como se relacionar indo à terapia, curando seu passado e encontrando modelos salutares. Talvez não seja fácil, mas aprender a cultivar e manter um amor saudável é mais do que possível. É provável. Ao se cercar de pessoas estáveis e confiáveis e ao construir o próprio senso de identidade, você também pode ter o relacionamento amoroso e interdependente que sempre desejou.

Influências do presente

Há muitos obstáculos que devem ser superados para cultivar um relacionamento saudável. O primeiro deles é o coquetel químico liberado em nosso cérebro nos estágios iniciais da paixão. No início de um novo relacionamento, nosso cérebro é inundado pela dopamina, o chamado neurotransmissor do bem-estar, e pela oxitocina, conhecida como o hormônio do amor. Mas também somos bombardeados por altos níveis de cortisol, o hormônio do estresse. Nossos corpos literalmente reagem às fases iniciais do amor como se estivéssemos em crise. Altos níveis de cortisol esgotam nossa serotonina, e baixos níveis de serotonina podem causar pensamentos inoportunos associados à paixão. De acordo com um estudo publicado pela Harvard Medical School em 2015, esse coquetel químico nos impede de fazer avaliações precisas de outras pessoas, porque partes do nosso maquinário neural foram desligadas. Isso explica por que, às vezes, escolhemos o parceiro errado ou afastamos o parceiro certo. Literalmente não estamos pensando com clareza.

Richard Schwartz, professor da Harvard Medical School, explicou que os primeiros dois anos de um relacionamento podem ser uma montanha-russa emocional até que nos equilibremos quimicamente. A novidade de um relacionamento, embora estimulante, pode produzir uma resposta fisiológica que abala nosso equilíbrio, fazendo com que alguns de nós desejem parar tudo e sair correndo ou, inversamente, deixar a vida nos levar. Ainda que essa fase seja passageira, você pode diminuir naturalmente seus níveis de cortisol e criar paz interior por meio de atividades, como respiração profunda, exercícios ou meditação. O objetivo é encontrar um método que funcione para você, considerando seus recursos e acessibilidade, e que o deixe mais centrado.

Por outro lado, se você caiu na rotina no relacionamento e faria qualquer coisa para aumentar o cortisol e apimentar a relação, você não está sozinho. Os casais tendem a se distrair das coisas que geram hormônios do amor, e por boas razões: filhos, trabalho, estresse financeiro, pais doentes. Mas o amor romântico pode ser reacendido. A atividade sexual, por exemplo, aumenta a oxitocina, o que pode resultar em maior intimidade e desejo. Passar um tempo de qualidade um com o outro ou experimentar algo pela primeira vez juntos pode trazer de volta os dias emocionantes do passado.

Onde quer que você esteja em sua jornada de relacionamento, mantenha autonomia suficiente para poder reconhecer suas necessidades. Talvez você precise desacelerar no começo para regular suas respostas emocionais ou precise de uma noite romântica para reacender a chama.

A história de Raj

> Raj estava com o coração partido. Ashley, sua ex, havia terminado com ele no Dia dos Namorados. Raj deu a ela uma caixa de chocolates brancos para comemorar a data. Mas foi uma péssima ideia, algo que a verdadeira alma gêmea de Ashley nunca faria. Ashley *odiava* chocolate branco. Empurrando a caixa de chocolates de volta para o colo de Raj com extrema indignação, Ashley começou a ler uma lista de coisas que ele *deveria* saber sobre ela.
>
> Eis o problema: Raj não sabia sobre o desdém de Ashley por chocolate branco porque ela nunca havia contado a ele. Influenciada por contos de fadas, *sitcoms* dos anos 1990 e baladas

pop, Ashley cresceu acreditando que o amor verdadeiro era algo milagroso, predestinado, em vez de ser baseado na intenção ou comunicação. As coisas que ela queria deveriam acontecer apenas com essa pessoa *especial*. Ela relembrou datas e horários específicos em que Raj falhou em prever seus anseios profundos.

Algumas pessoas acham que não precisam comunicar suas necessidades, pois uma verdadeira alma gêmea já deveria saber quais são. Afinal, o destino delas está escrito nas estrelas. A realidade é que as pessoas não podem conhecer nossas necessidades, a menos que as comuniquemos de maneira direta. A vantagem? A comunicação vulnerável é a essência da verdadeira intimidade. É sobre isso que a conexão profunda e duradoura é construída.

Como escritor, Raj costumava recorrer ao livro que estava escrevendo. Recentemente, ele teve de pedir uma prorrogação no prazo devido a circunstâncias imprevisíveis: Ashley.

Perguntei a ele: "Você avisou que vai precisar estender o prazo para seu livro, certo?". Ele parecia aborrecido. Sempre que eu desviava o assunto sobre Ashley, ele olhava para o relógio como um aviso não verbal para continuar nele. Eu persisti. "Você vai pedir a prorrogação ou apenas deixar rolar?"

Raj revirou os olhos. "Claro que vou pedir", retrucou. Seus olhos encontraram os meus, mas não falei nada. Ficamos sentados em silêncio enquanto Raj se atrapalhava com as chaves na mão. Finalmente, ele subiu o olhar. "Porque, caso contrário, eles não saberão que eu preciso de mais tempo." Observei enquanto ele começava a juntar as peças para dizer onde tudo havia dado errado. No final, ele falou. "Nunca foi por causa dos chocolates", disse ele.

Começamos a discutir sobre como ele deveria comunicar efetivamente seus sentimentos em vez de tentar descobrir o que todos pensam usando a intuição. Ele aprendeu a fazer perguntas diretas. Aprendeu que, se não tivesse a clareza do que precisava, deveria fazer o que era melhor para ele, mesmo que isso significasse ir embora. Até notei uma mudança em *nossa* dinâmica. Nada de revirar os olhos ou checar o relógio. Raj acabou descobrindo que a forma mais eficaz de promover um relacionamento estável era se comunicar de forma vulnerável e honesta e colocar mais peso em suas palavras do que em uma caixa de chocolates.

Amor-próprio na prática

Muitos de nós gostamos da ideia de que, assim que encontrarmos a pessoa *certa*, tudo virá facilmente. Mas o amor é uma habilidade que precisa ser aprendida. A ideia de que o amor deve ser uma habilidade inerente, e não uma habilidade aprendida, é a antítese de como abordamos a maioria das outras coisas, como nossa carreira ou nossos *hobbies*. Se quisermos ser engenheiros, estudamos engenharia. Se quisermos aprender a surfar, fazemos aulas de *surf*. Mas, se quisermos ter um relacionamento romântico, muitos de nós achamos que seremos especialistas sem nenhum estudo. Essa perspectiva reflete as noções modernas do amor romântico.

Se todos percebêssemos quanta formação e esforço são necessários para manter um relacionamento saudável, pararíamos de endeusar os casais de celebridades ou os personagens fictícios dos livros ou filmes. Daríamos uma olhada no *casal perfeito* e lembraríamos que são duas pessoas com vontades, desejos e gatilhos concorrentes. Se elas querem ser bem-sucedidas no relacionamento, devem trabalhar duro para se comunicar de maneira amorosa e enfrentar o próprio ego, como todos nós.

Se você tem a sensação de que todo mundo está em um relacionamento feliz, exceto você, pode se pegar disparando raios *laser* com os olhos sobre o casal adorável que atravessa a rua, pensando: *como essas pessoas são sortudas. Por que não tenho tanta sorte?* Mas as pessoas que ainda estão apaixonadas após vários anos não tiveram sorte. Elas estão comprometidas. Pessoas com relacionamentos saudáveis não são felizes porque encontraram a única pessoa dentre sete bilhões de humanos com quem é fácil conviver, sempre diz a coisa certa e nunca deixa a porta do armário da cozinha aberta. Isso aconteceu porque elas passaram anos se esforçando para entender um ao outro com compaixão e humor.

O problema com os filmes é que a história termina antes de realmente começar. Se os filmes retratassem com precisão os relacionamentos longos, a cena com maior clímax seria uma briga para saber quem comeu aquele resto de comida. Mas não importa se estamos falando de um personagem de televisão, de um melhor amigo ou de uma Kardashian, nunca sabemos realmente o que se passa nos bastidores. Muitos clientes se julgam por se sentirem entediados na relação ou por se sentirem atraídos fisicamente por algum colega de trabalho. São emoções normais, até esperadas, que andam lado a lado com a longevidade do relacionamento. Mas, para aqueles que dão muita importância à ideia da *pessoa ideal*, sentir essas emoções é um sinal de incompatibilidade com o outro ou até mesmo de traição. Para superar esse tipo de idealização irreal, devemos normalizar todos os aspectos mundanos e cotidianos dos relacionamentos e os sentimentos desconfortáveis e angustiantes que surgem deles.

Muitos de nós acreditamos que os relacionamentos nunca devem ser difíceis, chatos ou insatisfatórios. Mas estar apaixonado é um exercício de tolerância ao aborrecimento e à insatisfação. Se, em vez de beijar seu parceiro na fila do supermercado, você se incomoda com ele por causa dos alimentos que ele escolheu, imaginando que terá de comer fatias de queijo embaladas individualmente pelo resto da vida, não desanime nem desista. Pelo menos, ainda não. Aproveite isso como um momento para reconhecer que seu relacionamento é multifacetado. Ele pode conter muitas verdades ao mesmo tempo. Você pode estar profundamente envolvido com alguém e ainda assim achar o gosto musical dele desagradável. Essa é a beleza do amor: dar espaço para muitos sentimentos lindos e conflitantes.

Um grande equívoco é pensar que casais conscientes não têm conflitos. Os relacionamentos conscientes se concentram no crescimento, e o conflito oferece oportunidades de mudança. Casais conscientes podem ver o valor do conflito. Entramos em relacionamentos românticos porque sabemos, em um nível mais profundo, que existem partes do nosso caráter que só se desenvolverão por meio da colisão de duas perspectivas diferentes. Mas, na maioria das vezes, prejudicamos nosso crescimento porque evitamos conflitos. Quando um novo conflito nos apresenta a oportunidade de evoluir a partir de um padrão antigo, muitas vezes nos fechamos e apontamos o dedo para quem está mais próximo, geralmente nosso parceiro romântico.

Se você está evitando lidar com um ressentimento, pode ser que ache o problema pequeno demais para ser reconhecido ou porque a briga que pode surgir não valha a pena. Mas muitos pequenos ressentimentos se transformam em desprezo, e o desprezo corrói a intimidade. Da próxima vez que se sentir ressentido, lembre-se de que os casais conscientes se preocupam com as pequenas coisas. Entrar em conflito não vai acabar com o relacionamento, mas evitar conflitos pode levar ao fim. O conflito só é assustador se você acha que é possível perder. Mas não há como perder em uma parceria consciente. Ou você ganha junto ou aprende junto.

> **MOMENTO DE PRATICAR**
>
> A chave para um relacionamento saudável é saber do que você precisa. Independentemente de você ter tido três encontros ou estar casado há três décadas, se deseja uma parceria de sucesso, não há como evitar: você precisa reconhecer e comunicar suas necessidades. O problema é que muitos de nós não sabemos quais são nossas necessidades. Precisamos de mais contato físico? Espaço? Validação? Autonomia? Fazer essas perguntas a nós mesmos nos ajuda a promover o amor-próprio, o que, por sua vez, tem um efeito positivo em nossos relacionamentos.
>
> Para ajudar a descobrir quais são suas necessidades, tente responder a estas perguntas em seu diário: quais são seus pontos não negociáveis? Como é uma boa comunicação para você? Quando se sente mais seguro? O que é inaceitável para você? Como alguém pode mostrar que o ama? O que você não está disposto a mudar por um relacionamento? Para você, quais são os benefícios de estar em um relacionamento? O que o deixa mais irritado? O que mais o assusta em um relacionamento?

A História de Isaiah e Ben

Isaiah e seu parceiro, Ben, brigavam muito desde que a mãe de Isaiah morrera inesperadamente no ano passado. Ben entendia que sua vida turbulenta era culpa da dor que Isaiah sentia, enquanto Isaiah entendia que a culpa era a falta de apoio emocional de Ben. A morte da mãe catapultou Isaiah em uma jornada de autodescoberta. Ele começou a fazer terapia, bebeu ayahuasca nas selvas do Peru, se assumiu para a família, participou de *workshops* aos fins de semana e estava estudando para se tornar um curador energético.

Sempre que Isaiah falava sobre seu trabalho pessoal, o corpo de Ben se contorcia dentro de si como um *pretzel*. "Ele só consegue falar da sua 'evolução espiritual'", disse Ben para mim, sinalizando as aspas com as mãos. Ele se virou para encarar Isaiah. "*Que* evolução? Tudo o que vejo é um sabe-tudo que pensa que é melhor do que eu."

Isaiah estava fervilhando. "O que mais eu devia fazer?", respondeu. "Parece que *você* nunca está por perto!" Isaiah e Ben estavam tão empenhados em estar certos que não conseguiam ver como cada um contribuía para aquela situação.

A compulsão de estar certo nos faz abandonar nossa curiosidade e perceber uma situação em preto e branco. A parceria consciente é o resultado de permanecer curioso a respeito de um problema e explorá-lo juntos, em vez de culpar um ao outro.

Encorajei Ben e Isaiah a transformarem suas críticas em necessidades. Por exemplo, em vez de reclamar que Ben não se fazia presente para Isaiah, pedi a Isaiah que expressasse exatamente o que ele precisava de Ben. Ben se sentia claramente ameaçado pela nova vida de Isaiah, então pedi a Ben que compartilhasse aquilo de que precisava para sentir que ainda fazia parte dela. Com uma comunicação clara, eles finalmente puderam apreciar o que o outro estava passando e começar a reacender o amor e a amizade.

CUIDANDO DO RELACIONAMENTO CONSCIENTE

Os relacionamentos atingem nossas feridas mais profundas. Experimentar nossa própria infelicidade na companhia de outra pessoa se confunde facilmente com experimentar infelicidade *por causa* de outra pessoa. A parceria consciente significa, em parte, aprender a separar os dois e assumir a responsabilidade de nossa parte.

Relacionamentos conscientes dão mais importância a permanecer apaixonado do que se apaixonar. A primeira atitude, de acordo com o Harvard Study of Adult Development, é a chave para um relacionamento bem-sucedido. Permanecer apaixonado exige que duas pessoas não apenas se amem, mas também *gostem* uma da outra.

No *Journal of Happiness Studies*, pesquisadores descobriram que "os benefícios do bem-estar do casamento são muito maiores para aqueles que também consideram o cônjuge como seu melhor amigo". De acordo com o pesquisador John Gottman, que pode prever com até 94% de precisão se os casais ainda estarão juntos vários anos depois, uma das formas mais eficazes de cultivar a amizade com seu parceiro é, de maneira ativa, ouvir e responder quando ele faz uma observação ou compartilha uma experiência, mesmo que você a considere chata ou sem importância.

Outras formas de tornar o relacionamento mais consciente são usar o termo "eu" nas declarações e evitar linguagem hiperbólica, como *sempre* e *nunca*.

Quando começamos a trabalhar em nós mesmos, nosso relacionamento consequentemente muda. Se você não consegue romper a inércia em sua vida romântica, talvez seja porque esteja esperando que a outra pessoa mude primeiro. Mas a parceria consciente começa com você.

CAPÍTULO 10

Trabalho

Trabalho pode significar paternidade, um contracheque, um estilo de vida, uma vocação ou um conjunto herdado de responsabilidades. Para algumas pessoas, é tudo isso junto. O trabalho é essencialmente aquilo em que gastamos nossa energia. Seja você um pai em tempo integral, CEO, ambos ou algo totalmente diferente, a pergunta a se fazer é: *como infundir amor-próprio em meu trabalho?*

Muitas pessoas passam a maior parte das horas de vigília em uma rotina extenuante. No entanto, se não trouxermos mais consciência para nossa rotina diária de trabalho e descobrirmos o que precisamos para nos sentir equilibrados e realizados, corremos o risco de passar a maior parte do tempo sem inspiração e esgotados.

Hoje, muitas pessoas desejam uma carreira que lhes traga significado e propósito, promova crescimento interior e reflita seus valores e crenças. Não importa qual seja o significado de "trabalho" para você, o objetivo é encontrar uma forma de infundir nele autocompaixão e orgulho.

Amor-próprio no relógio

De acordo com Jessica Pryce-Jones, autora de *Happiness at Work*, o cidadão médio passará noventa mil horas no trabalho ao longo da vida. Isso equivale a cerca de um terço da sua vida. Esse número se torna cada vez mais alarmante se considerarmos quantas pessoas estão insatisfeitas com o trabalho. Com 45%, a taxa de satisfação no trabalho nos Estados Unidos é a mais baixa de todos os tempos, e estudos em toda a Europa mostram que 60% dos trabalhadores escolheriam uma carreira diferente se tivessem a oportunidade.

Seu trabalho afeta seu bem-estar físico, espiritual, emocional e psicológico. Se há algo que a pandemia da Covid-19 nos ensinou, é que, como uma cultura global, precisamos começar a levar mais a sério nossa saúde mental e física. Se você não priorizar seu bem-estar em seu ambiente de trabalho, quem o fará?

Comece fazendo uma autoavaliação com mais frequência. Você se sente valorizado e respeitado no trabalho? Você tem tempo suficiente para investir em pessoas e atividades que o preenchem? Você tem uma sensação de motivação ou propósito? Você é apoiado em relação ao seu bem-estar físico e mental? Se as respostas a essas perguntas forem negativas, está na hora de descobrir quais medidas deve tomar para trazer mais amor-próprio ao seu trabalho.

Não podemos discutir o trabalho sem discutir o privilégio e sua relação com o mérito. A pesquisadora psicológica Cecily Josten relatou na *London School of Economic Business Review* que discernir o privilégio do mérito é um passo crucial para lidar com a discriminação no local de trabalho. A falta de privilégio afeta as oportunidades de uma pessoa, desde a formação até a escolha da carreira. Muitos ambientes de trabalho são focos de discriminação com base em vários fatores, como raça, idade, sexo, religião, deficiência, país de origem e orientação sexual. Enfrentar nosso próprio privilégio, que para muitos ainda é um ponto cego, é imprescindível nos esforços pela inclusão no ambiente de trabalho.

Embora alguns de nós não possam escolher o tipo de trabalho que fazemos, sempre podemos encontrar formas de praticar o autocuidado durante a semana de trabalho. Por exemplo, não pule o horário de almoço (mesmo que trabalhe em casa), melhore seu ambiente com iluminação acolhedora e plantas, socialize com colegas de trabalho, aproveite seus dias de férias, coma lanches saudáveis ou ouça sua música favorita.

A intenção não é esgotar a renda familiar largando o emprego para se tornar instrutor de *surf* na Nicarágua. Embora seja um sonho tentador na teoria, essa decisão pode causar mais danos do que benefícios. A intenção é trazer amor-próprio ao seu ambiente de trabalho atual, especificamente aos aspectos que estejam causando mais dor e atrito. E, se isso não funcionar, talvez você reconheça que é hora de fazer uma mudança mais significativa.

Há quem acredite que ser desrespeitado e subestimado faz parte da descrição do cargo. O próprio Mark Twain disse: "O trabalho é um mal necessário a ser evitado". Ao ignorar o propósito desse ditado, você pode diminuir suas expectativas, abrindo as portas para ambientes de trabalho tóxicos. Depois que a semana de trabalho termina, não lhe restam muitas horas acordado para melhorar sua autoestima ou sua saúde mental após a bronca de um chefe zangado. Mas, ao contrário do ditado de Twain, o trabalho pode de fato melhorar (ou pelo menos não prejudicar) nosso bem-estar geral. Só que isso exige incorporar o amor-próprio em sua rotina diária de trabalho. Se no local de trabalho você se sente inseguro, precisa de mais apoio ou de um dia de descanso para a cabeça, fale sobre isso. O primeiro passo para trazer amor-próprio ao seu ambiente de trabalho é comunicar suas necessidades.

Influências passadas

Frequentemente perguntamos às crianças o que elas querem ser quando crescerem. A maioria de nós vem pensando na escolha da carreira desde os cinco anos de idade. Antes mesmo de termos noção de quem somos, começamos a associar nossa identidade à vocação futura. Isso nos obriga a pensar de forma mais abrangente antes de sabermos quais são nossos próprios interesses ou o que valorizamos. Alguns pais têm ideias preconcebidas sobre o que os filhos *devem* ser. E não esqueçamos as crianças que não têm quem acredite nelas ou aprenderam que, delas, se espera muito pouco.

Muito peso é colocado no *que* fazemos no trabalho. Embora a atividade profissional em si seja importante, é ainda mais importante considerar como você deseja ser tratado. Independentemente do tipo de trabalho que você faz, se o seu bem-estar mental, físico e emocional não for nutrido, o trabalho se tornará uma grande fonte de desconforto. Parte da jornada do amor-próprio envolve deixar de lado as expectativas externas e colocar-se no centro. Muitas pessoas não param para se perguntar se o ambiente de trabalho é saudável ou não. Elas apenas continuam porque sentem que precisam. Isso pode ocorrer porque elas foram pressionadas pela família para seguir uma carreira, ou talvez ninguém acreditasse nelas, então elas não achavam que tinham o direito de pedir o que precisavam.

Você merece se sentir valorizado. Se você não pode reduzir suas horas de trabalho ou tirar seus dias de férias, concentre-se no que pode fazer. Beba mais água, faça pausas em meio à natureza e tente aceitar que só porque você está aí agora não significa que estará para sempre.

Influências do presente

Nunca é tarde para se reinventar. Algumas pessoas podem achar que estão velhas demais para voltar à escola ou que é um risco muito grande começar do zero. A falta de formação ou experiência pode nos impedir de perseguir nossos sonhos. Mesmo quando temos liberdade financeira ou material para escolher nossa vocação, ainda podemos enfrentar obstáculos ao buscar um trabalho pelo qual somos apaixonados. Em vez de fazer algo que nos deixa felizes, podemos escolher uma carreira com base em nosso nível educacional, expectativas familiares ou pressão social. Alguns de nós têm tanto medo do fracasso que desistem antes mesmo de tentar.

Mas alguns dos maiores líderes de nosso tempo começaram nos primeiros degraus da escada. Nelson Mandela passou 27 anos na prisão antes de negociar o fim do *apartheid* e se tornar o primeiro presidente eleito democraticamente na África do Sul. Steve Jobs foi demitido da própria empresa. Arianna Huffington foi rejeitada por trinta e seis editoras. Albert Einstein abandonou a escola quando tinha quinze anos. Oprah Winfrey foi demitida de seu cargo de âncora do noticiário.

A vida é muito curta e muito valiosa para gastar um terço dela infeliz. Se você não está satisfeito com seu trabalho, mas se tornou complacente, talvez não tenha confiança em si mesmo para tentar algo novo. Comece definindo metas razoáveis. Em vez de saltar para uma nova carreira, talvez fazer um curso ou encontrar um mentor seja um primeiro passo mais viável. Desenvolva seus pontos fortes. Em seguida, seja decisivo. Tome uma pequena decisão hoje que o deixará um passo mais perto de seus objetivos amanhã.

A história de Candice

"Eu me sinto invisível", disse Candice. Ela se sentou e abraçou um travesseiro.

"Para quem?", perguntei.

"Para os homens", ela respondeu.

Ah, *os homens*. Ela estava se referindo aos seus superiores no trabalho. Candice era advogada. Sua firma era, como disse Candice, "totalmente misógina". Ela venceu mais casos do que qualquer um de seus colegas do sexo masculino, mas era tímida e não tinha autoconfiança. Ela gostava de ser advogada, mas não sabia como se defender.

Candice cresceu em uma casa com pais muito rígidos. Seus pais a comparavam constantemente com seu irmão, e, apesar de suas tentativas de agradá-los, nunca era o suficiente.

"Considerando sua infância, esse ambiente de trabalho deve apresentar muitos gatilhos para você", eu disse. Candice concordou. Ela pensou um pouco sobre isso, então começou a compartilhar lembranças dolorosas dos últimos cinco anos na empresa, momentos em que foi insultada, humilhada ou degradada.

Eu disse que ela precisava aprender a se defender. "Você já pediu um aumento?", perguntei a ela. "E aquela reunião sobre a qual você não foi informada? Você abordou isso com seu chefe?", ela balançou a cabeça.

Não era a função de Candice resolver a questão do sexismo em seu local de trabalho ou mesmo responsabilizar esses homens pelas suas ações. Mas ela queria igualdade, então decidiu montar uma pasta para *si mesma*. Na sessão seguinte, ela chegou com arquivos e planilhas documentando seus sucessos. Ainda assim, ela hesitou em levá-los ao seu chefe. Não achava que era digna. Três semanas se passaram e Candice ainda não havia marcado uma reunião.

"Às vezes, a confiança vem depois", eu disse a ela. "Talvez você não sinta que mereça até conseguir o que deseja. Mas não deixe que isso a impeça." Candice começou a usar a atenção plena para redirecionar crenças autolimitantes. Ela começou a meditar e a repetir mantras de amor-próprio até ter coragem suficiente para confrontar seu chefe. Ela nunca recebeu o aumento, mas em vez de aceitar um não como resposta, Candice mandou o chefe para... você sabe, e apresentou um aviso prévio de duas semanas.

A experiência, desmoralizante e repleta de preconceitos, deixou Candice exausta. Felizmente, ela teve a oportunidade de tirar uma folga para recuperar as forças antes de entrar no mercado de trabalho novamente – um luxo que não está ao alcance de todos. Ao final da folga, ela tinha uma visão clara do que queria, recusando outras duas ofertas de emprego até encontrar uma função que lhe oferecesse o respeito e o reconhecimento que merecia.

Amor-próprio na prática

Um estudo recente da *Harvard Business Review* descobriu que priorizar o dinheiro ao longo do tempo pode minar a felicidade. Na verdade, algumas pesquisas confirmam que, assim que você ultrapassa determinado nível de renda – 95 mil dólares, de acordo com um estudo publicado na revista *Nature Human Behavior* –, é provável que sua felicidade e satisfação geral diminuam. O dinheiro faz parte do que nos faz felizes, mas fomos enganados ao acreditar que ele é a resposta definitiva para nossos problemas.

Quando nos ensinam que nosso patrimônio líquido equivale ao nosso valor próprio, acabamos negligenciando nossas necessidades e colocando em risco nossa saúde mental e física. Essa ideia é profundamente equivocada e fortemente baseada em uma sociedade capitalista que valoriza as pessoas que produzem e consomem. Muitos de nós fomos levados a pensar que ter mais dinheiro nos tornará mais atraentes e mais fáceis de sermos amados. Mas, no processo de tentar ganhar o amor e a aprovação dos outros ao buscar um emprego que o deixa desanimado e descontente, você corre o risco de se apaixonar pela pessoa mais importante: você.

Talvez você pense que está cultivando o amor-próprio quando escolhe dinheiro em vez de tempo e *status* em vez de satisfação. Esse é o resultado de uma cultura de trabalho deteriorada que valoriza o trabalho e o dinheiro em vez das pessoas. Esses padrões de pensamento não são culpa sua, mas essa ideologia coloca o valor humano nas mãos dos outros. Sentimos pressão para atingir a superação e evitar o fracasso para provar algo para aqueles que nos rodeiam. Somos treinados para dizer sim a todos os pedidos jogados no nosso caminho. É difícil dizer não. Ninguém quer abrir mão de uma oportunidade de avançar na carreira, especialmente com uma forte concorrência atrás. Mas a que custo? O que você está disposto a sacrificar para atender às expectativas de outras pessoas? Sua saúde física? Tempo com sua família? Seu senso de autoestima?

Às vezes, dizer sim ao seu trabalho significa dizer não ao seu bem-estar. Reserve um momento para distinguir autossacrifício e amor-próprio. Trazer amor-próprio para o seu trabalho significa entrar em contato com o que você precisa para se sentir equilibrado e seguro. Validação? Um aumento salarial? Férias? Orientação? Se você se sentir desvalorizado e negligenciado, descubra o que precisa de sua atenção. Um maior senso de amor-próprio surge quando você prioriza sua saúde mental, emocional e física e estabelece limites entre a vida pessoal e a vida profissional.

MOMENTO DE PRATICAR

O primeiro passo para inserir amor-próprio em seu dia de trabalho é conscientizar-se das áreas em que se sente desequilibrado ou sobrecarregado. Reserve quinze minutos no início do dia para se autoanalisar. Liste suas prioridades (tanto profissionais quanto pessoais) e, à medida que as demandas chegarem ao longo do dia, reveja sua lista antes de dizer sim automaticamente.

CAPÍTULO 11

Comunidade

É admirável querer mudar nossas comunidades de forma significativa. Aqui, veremos como é muito mais provável contribuir para essa mudança quando o primeiro passo é nutrir e desenvolver o próprio eu.

Note que ajudar o mundo e ajudar a si mesmo não são atos binários, mas integrativos – como partes saudáveis do próprio eu e da sociedade em geral. Se você mudar a forma como aparece no mundo, terá mais chances de contribuir com algo lindo.

Embora o amor-próprio seja algo que comece internamente, ele influencia para muito além de onde se originou. Como disse Madre Teresa: "Eu sozinha não posso mudar o mundo, mas posso lançar uma pedra nas águas para criar muitas ondulações".

Neste capítulo final, veremos como o amor-próprio viaja entre as pessoas e examinaremos sua trajetória de dentro para fora. O maior perigo para o nosso futuro é a crença de que somos impotentes.

Sem vergonha da sombra

Como humanos, tendemos a nos distanciar de comportamentos, emoções ou pensamentos que são considerados repulsivos, embaraçosos ou vergonhosos pela sociedade em geral. Isso pode incluir coisas como inveja, ganância, raiva, desejos sexuais ou egoísmo. Essas partes de nós mesmos que repudiamos consciente ou inconscientemente constituem nosso eu sombrio. O eu sombrio é um conceito cunhado pela primeira vez pelo psiquiatra suíço Carl Jung, que descreve os aspectos de nossa personalidade que reprimimos ou rejeitamos. É possível conhecer nossos fantasmas e trazê-los à consciência, mas muitas pessoas se recusam a reconhecer as qualidades da própria sombra.

Se não nos conscientizarmos de nossa sombra, não teremos chance de controlá-la e projetaremos nossas qualidades mais destrutivas nas pessoas ao redor, em vez de irradiar amor-próprio. Por isso é importante nos conscientizarmos das qualidades que desprezamos nos outros. Elas são manifestações de coisas contra as quais lutamos internamente. Por exemplo, se você for afetado pelo desespero de um amigo em virtude de um caso amoroso, isso pode apontar para um desejo inconsciente dentro de você.

Ao trazer a natureza de nossas sombras para a consciência, curamos feridas mais profundas. Mas, quando nos recusamos a tirar o esqueleto do armário e integrá-lo à nossa persona, projetamos nossa sombra em outras pessoas da comunidade. Isto é, colocamos nossas características indesejadas nos outros para não termos que assumir a responsabilidade por elas. Isso nos leva a viver em um estado de divisão. Em vez de enxergar nossa humanidade compartilhada, apontamos o dedo, culpando os outros por aquilo que possuímos inconscientemente.

Quando zombamos de alguém que, impaciente, fura a fila à nossa frente, acabamos por vê-lo como inimigo. Mas também nos voltamos contra nós mesmos, pois, com certeza, em algum momento, nós também vamos perder a paciência com algo. E quando fizermos isso, vamos nos tratar com o mesmo desprezo?

Em vez de apontar o dedo para os outros, pense nas situações em que poderia ser mais paciente. Talvez com seu filho? Um sogro crítico? Um novo colega de trabalho? Para nos envolvermos conscientemente com nossas comunidades por meio do amor-próprio, devemos aprender a integrar nossa sombra. Aprendemos isso cultivando a autocompaixão. Quando tratamos nossas deficiências com aceitação e compreensão, é mais provável que perdoemos os erros dos outros.

O amor-próprio incondicional é o presente mais precioso que podemos dar ao mundo, uma vez que isso cria em nós mais tolerância para com as deficiências e diferenças dos outros. Comece observando quais características das outras pessoas mais o irritam. A preguiça do seu amigo? A ignorância da sua mãe? A bagunça do seu parceiro? Essas características podem ser frustrantes, mas sua reação a elas também pode apontar para uma ferida. Às vezes, a ferida não é óbvia e exige que você cave mais fundo. Talvez a bagunça de seu parceiro desencadeie seu medo de estar fora de controle. Explorar sua sombra em resposta a um estímulo é a forma como você encontra partes inconscientes de si mesmo.

Haverá pessoas com quem você entrará em choque e, em momentos de oposição, pode ter certeza de que a sombra estará presente. Mas, se puder suportar o conflito e assumir a responsabilidade da sua parte, não causará danos aos outros e sairá mais autoconsciente.

Depois de obter mais consciência sobre a natureza de sua sombra e começar a cultivar a aceitação, o próximo passo é assumir a responsabilidade. Se você realmente deseja fazer isso, resista ao impulso de se concentrar no que a outra pessoa fez de errado. Assumir a sua sombra é observar como você reagiu a uma situação.

Como disse Jung, podemos ser gratos por nossos inimigos, pois a escuridão deles nos permite escapar da nossa própria escuridão. Mas apenas por um tempo. Em última análise, nossa sombra sempre estará bem atrás de nós e, até que a iluminemos, ela permanecerá lá.

O amor-próprio como uma força para o bem

Falamos sobre como a vulnerabilidade é o amor-próprio na prática. É preciso muita coragem para sermos nós mesmos, mas, se conseguirmos reunir confiança suficiente para nos expor a outras pessoas, a vulnerabilidade se torna um catalisador para a mudança. Em seu livro *A coragem de ser imperfeito*, a pesquisadora Brené Brown explica: "Adoramos ver a verdade nua e crua e a franqueza nas outras pessoas, mas temos medo de deixá-las ver isso em nós". Muitas pessoas temem que ser vulnerável possa fazê-las parecer fracas, inadequadas ou imperfeitas, mas pesquisas mostram que, quando nos expomos aos outros, é mais provável que sejamos vistos como fortes e corajosos. Os pesquisadores apelidaram esse fenômeno de *efeito bela bagunça*.

Podemos temer ser rejeitados quando somos os primeiros a pedir desculpas, quando compartilhamos sentimentos românticos, buscamos ajuda ou admitimos um erro. Mas, de acordo com uma pesquisa publicada no *Journal of Personality and Social Psychology*, essas expressões vulneráveis costumam ser recompensadas.

Existe uma curiosa dissonância entre a forma como percebemos nossa vulnerabilidade e a forma como percebemos a abertura e a transparência dos outros. Estudos mostram que, quando experimentamos nossa própria vulnerabilidade como fraqueza, os outros percebem esse mesmo incidente como algo corajoso. Por que isso é importante? Quando você se sente seguro o suficiente para confessar que não sabe tudo, admitir seus fracassos ou pedir desculpas quando cometeu um erro, você está encorajando os outros a fazerem o mesmo.

Uma pequena trégua

Mudanças climáticas, desigualdade de renda, racismo, misoginia, desigualdade de gênero, falta de moradia, ganância e guerra são apenas algumas das preocupações que mantêm muitos de nós acordados à noite. Embora possamos nos sentir convocados a tornar o mundo um lugar melhor, mais seguro, mais gentil e mais igualitário, precisamos reservar energia para nós mesmos, caso contrário, podemos nos esgotar. Quando nos doamos demais, corremos o risco de ficar cansados, irritados e desmotivados, o que não é bom para ninguém. Não há nada de errado em fazer uma pausa na ajuda aos menos favorecidos. Não há vergonha em fazer um intervalo para recalibrar. O descanso não é algo passivo. O descanso é um passo ativo em direção à mudança.

Se quisermos servir nossas comunidades, primeiro precisamos fazer uma autoavaliação. Às vezes, a melhor forma de você estar ativo pode ser passar um fim de semana descansando em casa. Quando nos sacrificamos por uma causa, por nossas comunidades, até mesmo por nossos lares, não estamos mais atuando a partir de um lugar de amor. A abnegação pode, de fato, ser uma forma de autonegligência.

Quando colocamos nossas necessidades em primeiro lugar, não estamos abandonando nossa comunidade. Pelo contrário, estamos nos preparando para sermos membros mais ativos da sociedade. Não há nada de egoísta no amor-próprio. Reservar um tempo para descanso cria equilíbrio interno. Isso nos permite nos realinharmos com nossas crenças e voltar ao nosso propósito. Somente a partir desse lugar de empoderamento e clareza somos capazes de doar aos que nos rodeiam.

A história de Ruby

Ruby sempre quis visitar a Grécia. Ela sonhava em caminhar por águas azul-turquesa, bebericar ouzo em cafés rústicos e passear pelas ruas de paralelepípedos de mãos dadas com seu marido, Charlie. Para comemorar o aniversário de casamento de vinte anos, Charlie surpreendeu Ruby com uma viagem a Lesbos, uma pequena ilha grega na costa da Turquia. Quando Ruby soube que Mória, o maior campo de refugiados da Europa, estava localizado a apenas meio dia de carro do hotel, esqueceu-se das sardinhas frescas que planejava comer naquela noite. Só pensava em ir para Mória.

Ruby e Charlie se aventuraram até o acampamento. Eles conversaram com os moradores e perguntaram o que poderiam fazer para ajudar. Ruby queria prolongar a viagem, mas Charlie estava relutante. Ele finalmente concordou em ficar por um mês. Enquanto estavam lá, fizeram tudo o que podiam, desde levar os recém-chegados aos acampamentos até distribuir roupas quentes. Quando o mês acabou, Ruby implorou a Charlie que ficasse com ela na ilha.

Ruby e Charlie viveram em Lesbos por dois anos até Mória pegar fogo em 2020. Os dois voltaram para a América, perdidos e sem esperança. "Desisti de tudo para ajudar essas pessoas, e agora a crise dos refugiados está pior do que nunca", Ruby me disse. Ela puxou um fio solto em seu suéter. "Simplesmente não foi o suficiente", sussurrou.

"E você?", perguntei a ela, examinando os círculos pretos sob seus olhos. "Sacrificar seu bem-estar não ajudará em nada na crise dos refugiados", disse a Ruby. Ela parecia ter dúvidas.

Depois de pensar um pouco, Ruby descobriu uma maneira de continuar trabalhando na crise dos refugiados em Lesbos, mas com limites. Ela fez o que pôde do seu canto do mundo, apoiada por amigos e familiares.

Você não precisa estar no meio de uma crise de refugiados para se comparar a Ruby. Talvez você esteja se esforçando bastante para ajudar seus filhos, pais, clientes, vizinhos ou colegas de trabalho. Mas, quando você se entrega demais aos necessitados sem checar seu suprimento de energia, *você* se torna alguém necessitado. Às vezes, você pode conseguir mais fazendo menos. Encontre o equilíbrio e certifique-se de que sua saúde mental e física faz parte da equação.

Amor-próprio na prática

Relacionamentos que deveriam ser os mais solidários às vezes são os mais desgastantes. Na frente doméstica, há muitas expectativas às quais nos sentimos pressionados a atender: de ser cuidador, *chef*, faxineiro; de passear com os cães; de dar apoio emocional; de ser o ganha-pão, motorista, mediador; a lista é interminável. Quer nos sintamos apoiados em nosso ambiente doméstico, quer não, a família pode ser exaustiva. Se quisermos que nosso amor irradie para além das paredes de nossa casa, precisamos aprender a exercitar o amor-próprio com nosso círculo mais íntimo.

Ted era pai solteiro com três filhos. Ele mal tinha tempo de escovar os dentes e vivia doente. Era um pai amoroso, mas sua exaustão resultou em falhas, como esquecer os horários de buscar as filhas na escola e dormir no meio do recital de dança da caçula.

Ted percebeu que, se não começasse a cuidar de si mesmo, suas filhas sofreriam. Ele finalmente aprendeu a pedir ajuda, começou a dizer não e mostrou a elas o quanto as amava amando a si mesmo.

Embora a prática do amor-próprio no contexto familiar possa ser desafiadora devido às expectativas colocadas sobre nós, cultivar o amor-próprio em nossas comunidades pode ser desafiador devido ao desejo de nos sentirmos aceitos, necessários e valorizados.

As pessoas em nossa comunidade lutam com os mesmos problemas que nós lutamos, mas poucos compartilham essas lutas. "Alguém tem uma grande chama na alma, e os transeuntes não veem nada além de um pouco de fumaça no topo da chaminé", escreveu Van Gogh em uma carta ao irmão. A suposição de que os outros vivem livres de problemas, inseguranças ou medos cria uma cultura de vergonha. Usamos máscaras e bloqueamos nossos verdadeiros sentimentos. Acabamos nos mostrando aos outros como versões restritas e diluídas de nós mesmos.

Sami ficou deprimida por anos, mas nunca deixou ninguém em sua comunidade saber. Ela se isolou com medo de ser julgada, mas sabia que, se não expusesse seu verdadeiro eu, isso a mataria. Ela começou falando com seu pastor, que a ajudou a buscar apoio de outros membros da igreja. Sem surpresa, ela descobriu que não era a única lutando contra a depressão. Buscar apoio foi um ato de amor-próprio. Ela também criou o precedente para outras pessoas em sua comunidade compartilharem abertamente sobre suas lutas.

A comunidade deve funcionar como um local seguro para as pessoas exporem suas feridas e fraquezas umas às outras, para que possam dizer ao vizinho, colega de trabalho ou amigo as duas palavras mais curativas da língua portuguesa: *eu também*. O amor-próprio que surge quando compartilhamos nossas vulnerabilidades uns com os outros é mais forte do que qualquer coisa que poderíamos conquistar por conta própria. Como Madre Teresa disse, nosso amor-próprio se espalha pelo mundo de maneiras que nunca saberemos.

Quanto mais pessoal fica, mais universal se torna. Mas não precisamos gritar nossos segredos mais profundos, correndo nus pelas ruas para compartilhar nossa humanidade. Microinterações diárias com estranhos são suficientes. Às vezes nos perguntam "Como você está?", mas com que frequência respondemos honestamente? Na maioria das vezes, respondemos: *estou bem, obrigado. E você?* A ideia de se revelar ao garçom pode ser assustadora, principalmente porque a maioria das pessoas não está pronta para uma resposta honesta. *Bem, meu relacionamento está desmoronando e meu gato está doente, então este café com leite é tudo de que preciso* pode até atrair alguns olhares suspeitos, mas também pode abrir a porta a uma conexão mais significativa.

Ao nomear sua experiência e compartilhá-la com outras pessoas, você toma o controle dela antes que ela o domine. Expor-se vulneravelmente é o antídoto para a vergonha. Nem sempre você terá uma resposta empática, mas nunca saberá realmente a influência que exercerá sobre os outros. Quando você se ama o suficiente para ocupar espaço e se expressar com autenticidade, cria um ambiente que é seguro para os outros fazerem o mesmo.

MOMENTO DE PRATICAR

É normal se perguntar por que você é tão afortunado e outra pessoa não é. Muitas vezes, tentamos nos comparar com os outros para entender nossa realidade. Mas quando nos permitimos experimentar a alegria, nos tornamos mais capazes de servir aos outros. Em vez de se sentir culpado pelo que tem ou de ter medo de perdê-lo, comece a praticar a gratidão. Pesquisas mostram que refletir regularmente sobre os momentos pelos quais somos gratos aumenta significativamente nosso bem-estar e satisfação com a vida e nos torna mais propensos a ajudar os outros.

> Comprometa-se a escrever um diário de gratidão todos os dias durante trinta dias. Se você estiver muito cansado à noite, tente escrever pela manhã. Se suas manhãs forem ocupadas, reserve dez minutos à tarde. E se escrever no diário não for a sua praia, tente dizer em voz alta pelo que você é grato, seja para si mesmo, seja para alguém de confiança.

Notas de amor

(recorte-as para pendurar no seu espelho ou espalhá-las pela casa, desenhe ou escreva suas próprias palavras nelas ou simplesmente recorra a elas nos dias difíceis)

O amor-próprio não é egoísta.

Se você tiver que implorar por isso, não é para você.

O amor-próprio é o resultado de aceitar a si mesmo como você é, não como espera que seja.

Ficamos diferentes quando somos amados adequadamente.

O que julgamos nos outros é um espelho do que julgamos em nós mesmos.

Se você deseja cultivar o amor-próprio, não pode ignorar suas feridas.

Perdoe-se pelas escolhas que precisou fazer para sobreviver.

Caos não significa conexão. Luxúria não significa amor. Atenção não significa compromisso.

Amar não é encontrar a pessoa certa. É se tornar a pessoa certa.

A parte mais difícil da jornada de cura é reconhecer que as pessoas que o machucam não podem acompanhá-lo.

Às vezes, coisas ruins precisam terminar para que coisas boas possam começar.

Não vou ficar calado para que os outros possam ficar à vontade. Repita: não vou ficar calado para que os outros possam ficar à vontade.

Não há vitória maior contra aqueles que traíram você do que se abrir totalmente para a experiência do amor com uma nova pessoa.

Às vezes, o medo não vai embora. Você terá que fazer as coisas sentindo medo.

Sua autoestima deve ser mais forte do que a rejeição de outra pessoa.

Ter necessidades não faz de você uma pessoa carente.

Há duas opções: evoluir ou ficar na mesma.

O que você prefere: a dor de crescer ou a de permanecer como está?

Leitura adicional

A coragem de ser imperfeito: como aceitar a própria vulnerabilidade, Brené Brown

A trilha menos percorrida, M. Scott Peck

Braving the Wilderness, Brené Brown

Calling in "The One": 7 Weeks to Attract the Love of Your Life, Katherine Woodward Thomas

Indomável, Glennon Doyle

O curso do amor, Alain de Botton

O que aconteceu com você: uma visão sobre trauma, resiliência e cura, Bruce D. Perry e Oprah Winfrey

Os quatro compromissos, Don Miguel Ruiz

Owning Your Own Shadow: Understanding the Dark Side of Your Psyche, Robert A. Johnson

Quando tudo se desfaz, Pema Chödrön

Quebrando o hábito de ser você mesmo, Dr. Joe Dispenza

Talvez você deva conversar com alguém, Lori Gottlieb

Tudo sobre o amor, bell hooks

Você pode curar sua vida, Louise Hay

Agradecimentos

Gostaria de reconhecer a dívida extraordinária que tenho para com minha mãe, cujo amor inabalável e incondicional iluminou meu caminho, e meu pai, de quem herdei minhas tendências perfeccionistas e disciplina assídua, sem as quais este livro teria levado o dobro do tempo para ser escrito e pareceu muito menos insuportável.

Quero mencionar que sem meus clientes eu não teria a sabedoria e o conhecimento necessários para escrever este livro. Minha admiração por eles é infinita.

E, finalmente, este livro não teria existido sem minha editora, Erin Nelson, a quem sou profundamente grata.

SUA OPINIÃO É MUITO IMPORTANTE

Mande um e-mail para opiniao@vreditoras.com.br com o título deste livro no campo "Assunto".

1ª edição, mar. 2023

FONTE   FreightText Pro Book 11/16,3pt;
          Gilroy Bold 12/16pt e 17/16pt
PAPEL   Polen Bold 90g/m²
IMPRESSÃO   Geográfica
LOTE   GEO300123